外科手术精要与并发症系列丛书
国家“十一五”重点图书

女性盆底手术精要与并发症

主　编　朱　兰（北京协和医院）
郎景和（北京协和医院）

北京大学医学出版社

NVXING PENDI SHOUSHU JINGYAO YU BINGFAZHENG

图书在版编目（CIP）数据

女性盆底手术精要与并发症 / 朱兰，郎景和主编
—北京：北京大学医学出版社，2012. 2
（外科手术精要与并发症系列丛书）
ISBN 978-7-5659-0153-9

Ⅰ. ①女…　Ⅱ. ①朱…②郎…　Ⅲ. ①骨盆底-骨疾病-妇科外科手术　Ⅳ. ①R681.6

中国版本图书馆CIP数据核字（2011）第048592号

女性盆底手术精要与并发症

主　　编：朱　兰　郎景和
出版发行：北京大学医学出版社（电话：010–82802230）
地　　址：（100191）北京市海淀区学院路38号　北京大学医学部院内
网　　址：http://www.pumpress.com.cn
E-mail：booksale@bjmu.edu.cn
印　　刷：北京圣彩虹制版印刷有限公司
经　　销：新华书店
责任编辑：李　娜　**责任校对**：金彤文　**责任印制**：张京生
开　　本：787mm×1092mm　1/16　**印张**：9.5　**字数**：173千字
版　　次：2012年2月第1版　2012年2月第1次印刷
书　　号：ISBN 978-7-5659-0153-9
定　　价：96.00元

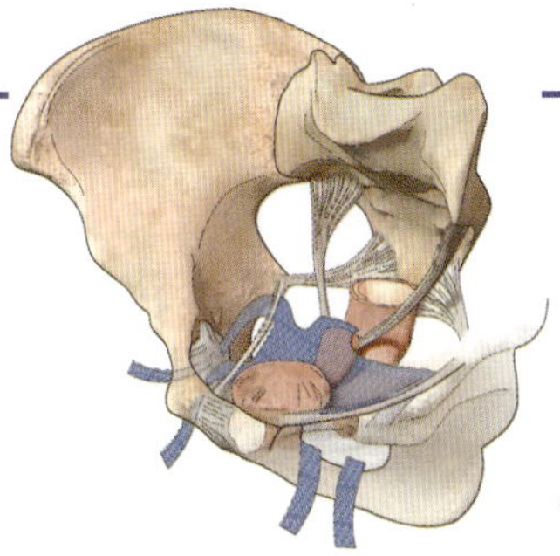

编委名单

主　　编　朱　兰（北京协和医院）

　　　　　　郎景和（北京协和医院）

编　　者　（按姓氏笔画排序）

马　乐（首都医科大学附属北京妇产医院）
王建六（北京大学人民医院）
王雪影（首都医科大学附属北京妇产医院）
史宏晖（北京协和医院）
朱　兰（北京协和医院）
朱馥丽（北京大学第三医院）
华克勤（复旦大学附属妇产科医院）
杨　欣（北京大学第一医院）
李宝恒（南京军区福州总医院）
宋岩峰（南京军区福州总医院）
张晓薇（广州医学院第一附属医院）
陈义松（复旦大学附属妇产科医院）
陈永连（暨南大学附属第一医院）
罗　新（暨南大学附属第一医院）
郎景和（北京协和医院）
龚晓明（北京协和医院）
韩劲松（北京大学第三医院）
鲁永鲜（解放军总医院第一附属医院）
谢静燕（南京市第一医院）

学术秘书　周慧梅（北京协和医院）

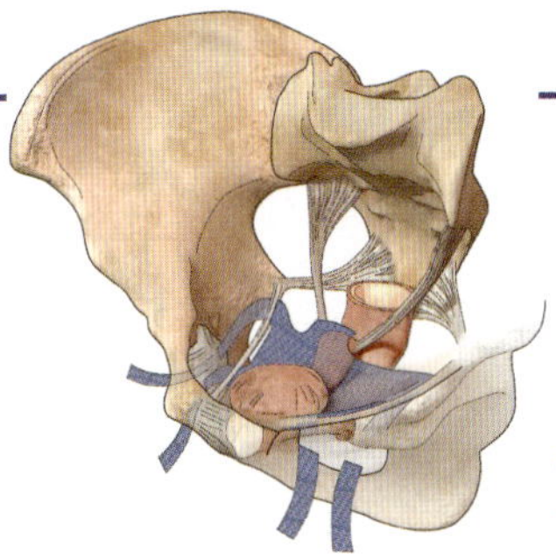

前　言

女性盆底学又称妇科泌尿学或盆底重建外科，是研究盆底支持结构损伤、缺陷及功能障碍造成的疾患之诊断与处理的科学，是妇产科、泌尿外科、消化内科及肛肠外科交叉或边缘亚学科。女性盆底功能障碍（female pelvic floor dysfunction，FPFD）主要包括压力性尿失禁（stress urinary incontinence，SUI）和盆腔器官脱垂（pelvic organ prolapse，POP），它已是现今影响人类健康的五大疾病之一。

人类站立起来了，器官脱降下去了。

女性盆底学诚然是个有历史渊源的古老话题，但现今的问题是学科发展、技术变革及社会与公众需求更新。据编者的调查，北京市成年女性尿失禁患病率达38.5%，全国六大地区的流行病学研究结果是30.9%。也就是说，国人女性约有三分之一遭遇尿失禁之苦。且5年就诊率不及8%，相当滞后，又是难言之隐！

所幸，女性盆底学近年发展迅速，特别是一二十年以来，推出了新观念、新理论及新术式。我国已于2005年成立专门的学组，专家队伍日渐形成，并进行了基础与临床研究，积累了较丰富的经验。正是在这种情势下，本书应运而生。

近几年，国内也出版了几部关于女性盆底学的专著和译作，是令人欣喜的。本书则力求突现以下特点：

一、推行新观念

在盆底功能障碍性疾病的诊治中，最重要的里程碑式理论是20世纪90年代Delancy提出的“吊床假说”、阴道支持结构的“三水平”理论以及Petros的“整体理论”。这些理论的基本原则是理解疾病诊治的基础，以解剖的恢复达到功能的恢复。以此，理解解剖概念，分析损伤失衡，维持吊床结构，分区诊断模式以及重建解剖功能。

编者正是以这些理论和观念，进行手术设计的策划、具体操作的描述以及效果判定的。

二、实施新术式

在新的观念及理论的指导下，新近开展的及本书主要阐述的术式是摒弃简单的切除脱垂组织和器官的旧观念和方法，而以盆底重建为原则，通过“4R”方法，即修复（Repair）、重建（Reconstruction）、替代（Replacement）和再生（Regeneration），达到“2RF”（Restoration of Form Leads to Restoration of Function）。同时突出微创，即以微创为原则，选择微创术式达到良好效果。尽量通过会阴阴道或腹腔镜手术，小切口、低风险、低疼痛、低不适，以人为本，强调改善症状为主要目的。

三、总结新经验

包括本书所描述的各种新的抗尿失禁及盆底重建手术，都历时不很长久，因此积累与总结经验至关重要。应掌握更多的循证材料，施行及改善手术技术。

总结经验应首先准确、客观地评估手术效果或患者生活质量。评估应是正负两个方面，包括体现生活质量的诸多因素。一个患者经抗尿失禁手术，术后不再漏尿，但出现尿急、尿频抑或尿潴留，则难言其治疗成果。盆腔器官膨出者经手术得到解剖纠正，但却出现性功能障碍，亦不能称其治疗满意。

有循证医学支持及多中心合作的资料总结，逐渐建立诊治规范化，特别是操作技术程式，才能提高诊治水平。

四、提出新问题

既然是新观念、新术式和新经验，必然引出新问题，这些新问题主要有：①做好术前评估，掌握手术的适应证和禁忌证，注意个体化，防止治疗过度（特别是无症状 POP）。我们仍然强调，一个成功的手术，决策占 75%，技巧占 25%，足见决策之重要！②做好术后疗效分析，包括解剖恢复、功能恢复、症状减轻及解除、性生活状况及生活质量综合评价。③避免盲目追求“新”术式，任何时候，任何治疗都不应是技术和器械的炫耀。④不要忽略或不要轻视非手术疗法，如健康疗法、生物反馈法、Kegel 锻炼、膀胱训练（bladder drill）、应用子宫托以及生活方式改变及良好摄生等。⑤强调与本书主题密切相关的术中、近期及远期并发问题，除一般外科并发症以外，网片带来的所谓“3E”，即侵蚀（Erosion）、暴露（Exposure）和突出 (Extrusion)，尤应引起注意。性功能障碍也是较常见的并发问题。术后新发的急迫性尿失禁、SUI、排尿困难及术区疼痛等，都应注意防范和处理。⑥部分盆底重建手术有“盲穿”的特点，应加强临床解剖学研究，以指导手术，提高手术的有效性和安全性。

诚如前述，突出这些“新”点只是编者的始作初衷及良苦用心，恐未臻达成，亦难尽其善。唯其如此，乃试与读者相交流、共斟酌、齐努力。手术“精要”及专讲并发症虽成系列丛书，但如何撰写，也是一次尝试。

感谢来自全国各地的专家参与本书的编纂写作，他们都是中国女性盆底学组的主要成员和这一亚学科的“种子选手”。勤奋、合作、创新、发展是我们队伍的力量所在。

普及、提高与发展女性盆底学是我们现今和未来的重要任务，它需要多学科的合作与共同努力。同时，也应该提出，女性盆底学的知识和技能是 21 世纪妇产科医生的必备技能，诚如《Telinde 妇科手术学》早已警示我们的：“很难设想没有女性泌尿学知识，能成为一名一流的妇科医生。”

但愿本书可以成为在这一征程中的铺路石子，乃为幸。

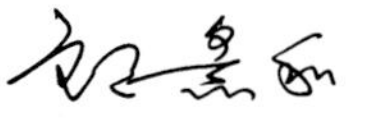

中国工程院院士

中华医学会妇产科分会主任委员

中国医师协会妇产科分会会长

北京协和医院妇产科主任

二〇一一年夏

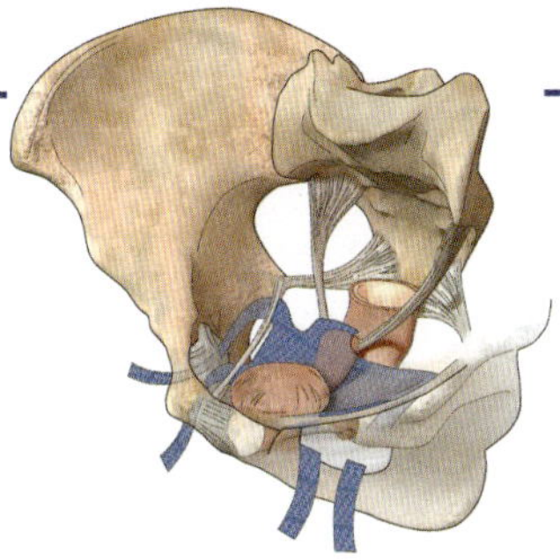

目　录

第一篇　盆腔器官脱垂的手术治疗

第二篇　抗尿失禁手术

第一篇

盆腔器官脱垂的手术治疗

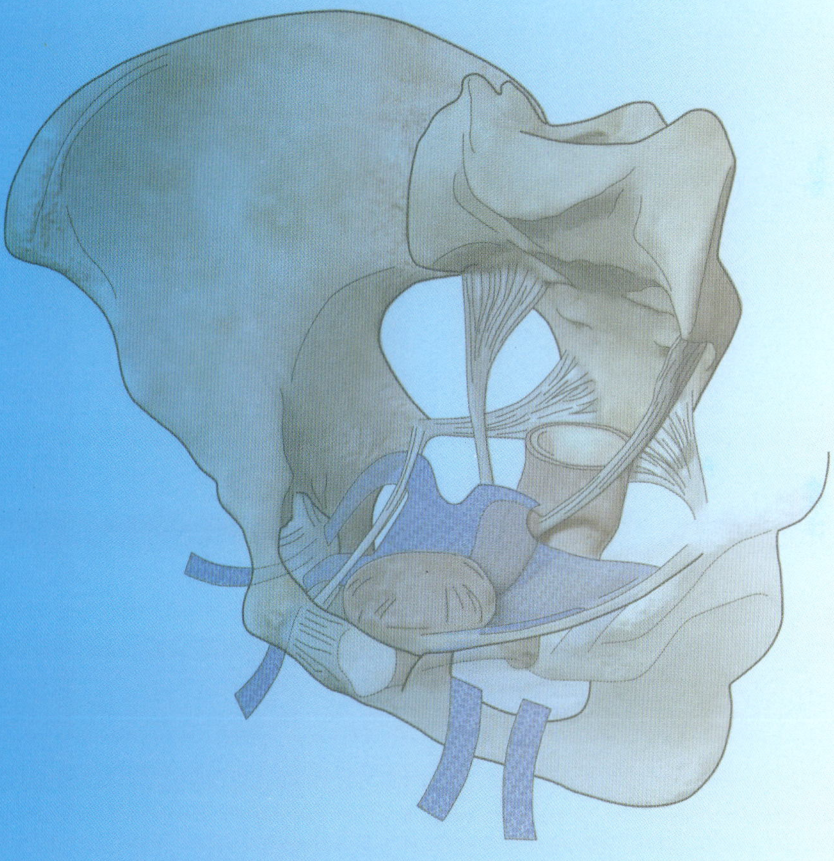

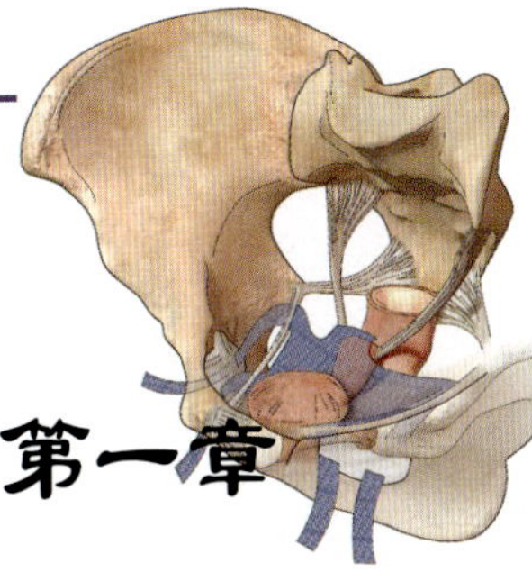

第一章 子宫/阴道骶骨固定术

经腹阴道骶骨固定术（abdominal sacrocolpopexy，ASC）是治疗阴道穹窿脱垂的标准术式之一，其成功率为 85% ~ 100%，它能在恢复阴道功能的同时，提供阴道顶端长久的支持。手术路径以往经开腹完成，近年来也开展了腹腔镜手术。该手术从研发至今技术上有很多的改进，包括骶前区缝合网片的部位，移植物的材料结构，缝线的种类，阴道前、后壁连接移植物的范围，以及是否关闭道格拉斯窝以预防小肠疝或乙状结肠疝等。随着移植物材料及手术方式的不断改进，手术并发症的发生率显著降低，改进了该手术的近期及远期效果。

一、子宫/阴道骶骨固定术发展史

1951 年 Arthure 和 Savage 首次提出将子宫底悬吊于骶岬区域，这将使宫颈稍高于正常位置，使阴道沿其正常轴直接向上向后倾斜，通向扩大的道格拉斯窝入口经过腹膜缝合完全闭合。

1957 年 Arthure 提出直接将阴道后穹窿固定于相当于平宫底部水平的骶前纵韧带，称之为经腹阴道骶骨固定术。Arthure 随访了 50 例患者，手术成功的标准为穹窿脱垂或肠膨出复发，其成功率为 90%，其中 12 例患者术后出现无症状的膀胱膨出，4 例出现无症状的直肠膨出。

1962 年 Lane 对该术式进行了改良，即在阴道顶端放置一个人工合成的移植物，并将移植物的另一端用不锈钢钉钉在骶骨上。其目的是减少阴道直接缝合固定在骶骨上造成的张力。观察了 21 例手术患者，其成功率为 92%。2 例术后复发，其原因是移植物与骶骨脱离。

1973 年 Birnbaum 认为阴道顶端的正常解剖位置通常是平骶凸水平，则相当于 $S_3 \sim S_4$ 水平，而骶岬作为网片的固定点位置过高。因此，修正网片在骶前固定点

为 S_3 ～ S_4 的骶骨椎体面上。随访了 9 例患者，其成功率为 100%，但手术中出血的概率升高。

1981 年 Sutton 主张将网片固定在 S_1 ～ S_2 骶骨椎体面上，该平面更容易避开骶正中动脉及静脉丛，减小了出血的风险，且治疗效果与 Birnbaum 的术式相比没有显著差异。

1989 年 Addison 以阴道穹窿悬吊以正常解剖轴线为标准，最初用可折叠的圆锥形移植物，最大限度地增加与网片的接触面积。但由于较多的网片侵蚀，又将移植物分成两部分，分别缝合于阴道的前后壁。Addison 随访了 56 例患者，其成功率为 96%，其中有 1 例患者因为手术中骶骨前出血没有完成手术。

1991 年 Snyder 和 Krantz 将移植物延长至整个直肠阴道隔。目的是为了减少移植物从阴道顶端脱离。随访了 147 例患者，术后至少随访 6 个月，手术成功率为 93%，术后 24 例复发膀胱膨出或直肠膨出，38 例出现尿失禁症状，其中有 23 例患者同时接受尿道悬吊术，36 例术后有肠道功能问题，34 例患者有盆腔压迫感。

1994 年 Nezhat 等报道了 15 例腹腔镜骶骨阴道固定术，平均手术时间 170 分钟，平均失血量 226ml，平均住院 2.3 天。随访 3 ～ 40 个月，顶端脱垂治愈率为 100%。

1997 年 Ross 前瞻性研究了 19 例子宫切除术后阴道顶端脱垂患者行阴道骶骨悬吊术、Burch 手术和改良的穹窿成形术。手术前、后均行多通道尿动力学检查和经会阴的超声检查。其中膀胱损伤 3 例，尿道感染 2 例，血肿 1 例，腹壁下血管损伤 1 例，复发 5 例，但均小于Ⅱ度。阴道长度介于 10.8 ～ 12.1cm，术后无 1 例发生性功能障碍。1 年后阴道顶端脱垂治愈率为 100%，压力性尿失禁治愈率为 93%。

2001 年 Sullivan 等提出经腹全盆网片修复的概念，一张网片连接在会阴体和骶骨之间，支持阴道后壁及顶端，另外 2 张网片连接在耻骨上支持阴道和膀胱。137 例手术患者随访 64 个月，其手术成功率为 100%，术后患者感觉非常满意占 34%，满意占 38%。有 66/78 的患者粪失禁症状完全缓解，术后性交困难 4 例，盆腔疼痛 3 例，排便困难 13 例，排尿不适感 14 例。

2005 年 Paraiso 对比了 56 例腹腔镜阴道骶骨固定术和 61 例同期开腹阴道骶骨固定术，腹腔镜组和开腹组平均随访 14 和 16 个月，腹腔镜骶骨悬吊术和同时行其他手术对比，手术时间显著长于开腹组，平均是 269 分钟 *vs.* 218 分钟；而平均住院天数显著短于开腹组，平均是 1.8 天 *vs.* 4 天；临床结局和再手术率相近。

2008 年 Sarlos 报道了 101 例腹腔镜阴道骶骨固定术，术中使用 2 片聚丙烯网片，前面的网片缝合于阴道壁，后面的网片缝合于肛提肌、阴道或宫颈周围环部，平均手术时间 141 分钟，平均住院天数 4.6 天，围术期并发症为：膀胱损伤 4 例，小肠梗阻 1 例，腹部出血 1 例，直肠损伤 3 例。随访 12 个月手术成功率 93%，脱垂复发 8 例，网片侵蚀 1 例，新发压力性尿失禁 24 例，新发急迫性尿失禁 2 例，尿潴留 8 例，新发便秘 19 例，伤口感染 1 例。

二、相关解剖

子宫/阴道骶骨固定术的手术区域主要在骶前区域，而骶前区域解剖复杂，血管丰富且解剖变异度大，尤其静脉丛交织成网状，一旦损伤血管回缩，术中止血困难，是引起子宫/阴道骶骨固定术术中出血的主要原因。因此，了解骶前区域手术相关解剖，对于减少该术式的并发症非常重要。

（一）骶前区域解剖特点

1．骶前间隙（presacral space） 亦称直肠后间隙，指骶骨与直肠之间的间隙，其间充填着疏松结缔组织。前界为直肠后壁及其筋膜，前外侧为直肠侧韧带，后界为骶前筋膜、骶骨和尾骨，下界为盆膈肌及盆膈上筋膜，上界为骶岬上缘。在骶前筋膜的表面有骶正中血管、骶外侧血管、骶静脉丛，还有出骶前孔的骶、尾神经前支，骶交感干及其神经节等结构。双侧输尿管则走行于该区域的左右两旁。Oto A 等对人体进行 MR 成像的研究表明，骶前间隙的宽度为 S_1 水平：女 11.9mm；S_2 水平：女 14.9mm；S_3 水平：女 10.6mm。

2．骶骨与骶前孔 骶椎由 5 块骶椎椎体融合而成，略呈扁平的三角形，稍向后下方弯曲。底朝上，尖朝下，底部的上面呈椭圆形，借椎间盘第 5 腰椎相接。骶骨上面向前突出的前缘称为骶岬，是重要的骨性标志。骶骨可分为基底、尖端、外侧部、骨盆面及背面。骶骨骨盆面有 4 条横线，为 5 个骶椎愈合的痕迹。每条线的两端有一小孔，称为骶前孔，借椎间孔与骶管相通，有骶神经的前支及血管通过。从骶骨 $S_1 \sim S_5$，骨盆面椎体高度逐渐减小，左右骶前孔间距也逐渐缩小。

3．前纵韧带（asnterior longitudinal ligament，ALL） 位于脊柱椎体前面，纵贯脊柱全长，是椎体前面延伸的一束坚固的纤维束，是人体内最长而又坚韧的韧带。脊柱前纵韧带在 300kg 的拉力下也不会断裂。前纵韧带上起自枕骨大孔前缘，下终于骶椎椎体。前纵韧带牢固地附着于椎体和椎间盘，是维持脊柱功能与稳定的重要结构。它与椎体密切相贴，有防止脊柱过度后伸和椎间盘向前脱出的作用。张晓薇等通过对固定尸体骶前纵韧带进行生物力学研究发现：骶前纵韧带从 $S_1 \sim S_5$ 厚度逐渐变小，最大载荷、应力、弹性模量逐渐变小，即其强度及刚度逐渐变小。S_1 处的 SALL 平均厚度（0.59 ± 0.12）mm、最大载荷（38.59 ± 4.65）N、应力（30.27 ± 2.71）MPa，为厚度最厚、强度及刚度最大的部位。故认为子宫/阴道骶骨固定术是最佳的缝合固定部位。

4．骶前区血管 主要包括骶前区动脉及骶前静脉丛。骶前区动脉主要包括骶正中动脉、骶外侧动脉。骶前静脉丛 (venous plexus of presacral region，VPPSR) 紧贴骶骨表面，主要是由骶正中静脉、骶外侧静脉干、椎旁静脉、横干静脉组成的网状静脉丛（图 1-1），接受骨盆静脉丛（包括直肠静脉丛和膀胱静脉丛）和骶骨椎间静脉等处的血液。VPPSR 主要是由注入双侧骶外侧静脉干的、行于两侧骶前孔的、内侧骨面上的椎旁静脉，伴行骶正中动脉行走于椎旁静脉之间的骶正中静脉，以及横行分布的横干静脉组成的网状静脉丛，各静脉间互相沟通、互相吻合。此外，VPPSR 通过骶正中静脉与直肠静脉丛吻合，经骶椎体内的椎体静脉和经骶骨椎间孔的椎孔间静脉，VPPSR 与腰升静脉、直肠静脉丛、椎内静脉丛形成广泛吻合，相互联系（图 1-2）。

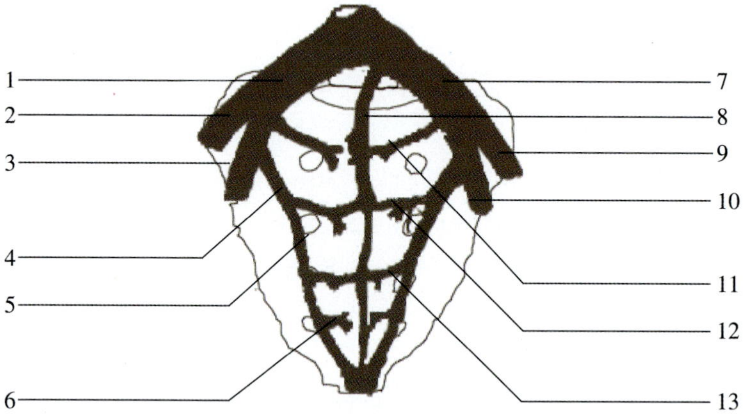

■ **图1-1　骶前静脉丛的分布示意图**

1．右髂总静脉；2．右髂外静脉；3．右髂内静脉；4．骶外侧静脉干；5．椎旁静脉；6．第4横干静脉；7．左髂总静脉；8．骶正中静脉；9．左髂外静脉；10．左髂内静脉；11．第1横干静脉；12．第2横干静脉；13．第3横干静脉

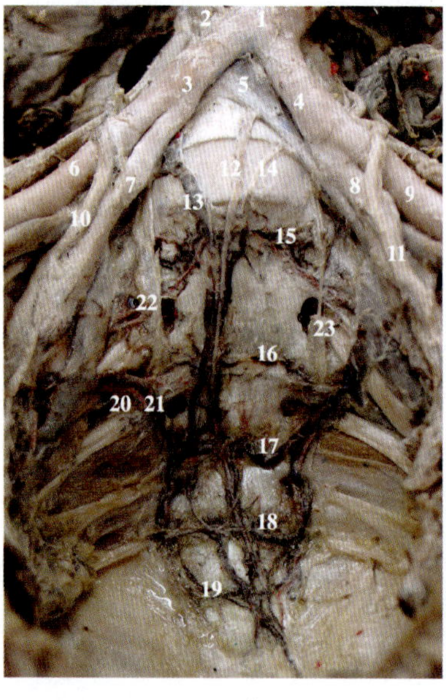

■ **图1-2　骶前区血管解剖图**

1．腹主动脉；2．下腔静脉；3．右髂总动脉；4．左髂总动脉；5．左髂总静脉；6．右髂外动脉；7．右髂内动脉；8．左髂内动脉；9．左髂外动脉；10．右输尿管；11．左输尿管；12．骶正中动脉；13．骶正中静脉；14．骶正中静脉；15．第1横干静脉；16．第2横干静脉；17．第3横干静脉；18．第4横干静脉；19．第5横干静脉；20．骶外侧动脉；21．椎旁静脉；22．右骶交感干；23．左骶交感干

（1）骶正中动脉：多为1支，于腹主动脉分叉后上方4～7mm发出，行于腹下丛、左髂总静脉后方，第4～5腰椎体的前面跨过骶岬进入骨盆，于骶骨盆面、左右骶前孔之间下降至尾骨尖，终于尾骨体。骶正中动脉于第5腰椎体前方发出；于骶、尾骨前面发出骶骨支向左右发出侧支与骶外侧动脉吻合，向后经骶岬进入骶骨为营养动脉；于骶骨下端发出脏支，即直肠支，分布至直肠下1/3，与直肠上、下动脉在直肠后壁内吻合（图1-3）。骶正中动脉在骶骨盆面的分布变异较大，以骶骨盆面中线为参照，其位置有偏左、偏右及居中。国内、外对骶正中动脉在骶骨盆面分布的解剖学研究显示，骶正中血管的位置变异较大。张晓薇等对女性防腐尸体骶前区域的解剖研究显示，骶正中血管12.5%通过中线，31.25%中线偏左，56.25%中线偏右。

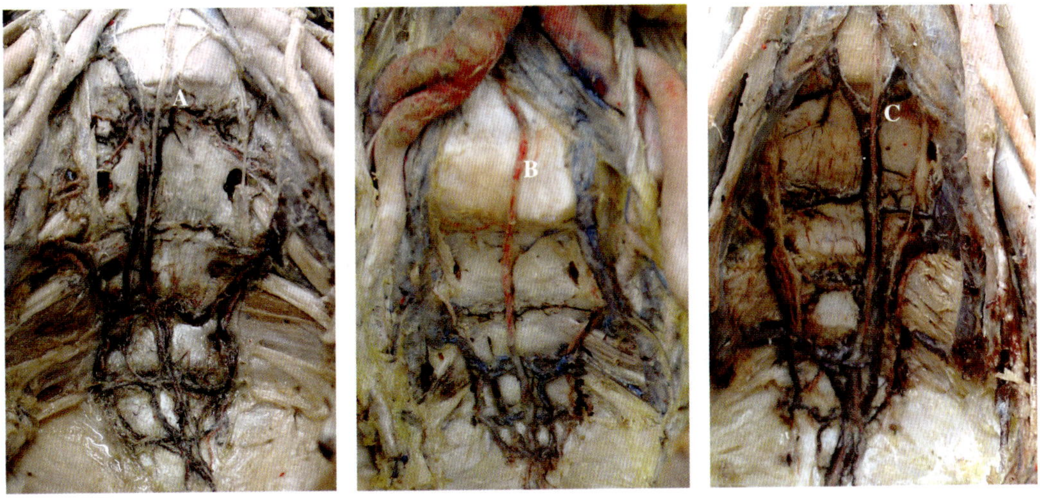

■ 图1-3 骶正中动脉
A：偏右型；B：居中型；C：偏左型

（2）骶外侧动脉：左右各一，可有缺如，大多数起自左、右髂内动脉，在第1骶前孔水平以下行走于两侧骶前孔的内侧骨面上，双侧骶外侧动脉向下向内走行至尾骨处互相吻合，同时与骶正中动脉终末支吻合，沿途有分支进入骶前孔(图1-4)。

（3）骶正中静脉：大部分起于尾静脉，并与骶正中动脉伴行，分1支型或2支型，在骶岬上方逐渐分为左右支，并与骶正中动脉分离汇入两侧髂部静脉。骶正中静脉在骶骨盆面分布与骶正中动脉相同（图1-2、1-5）。

（4）骶外侧静脉干：为粗大短支，每侧有1～3支，上支由第1横干静脉及椎旁静脉汇集而成，中、下支均由椎旁静脉注入形成。形成粗大短支后向外侧大部分注入左、右髂内静脉，少数注入右臀上静脉（图1-2、1-7）。

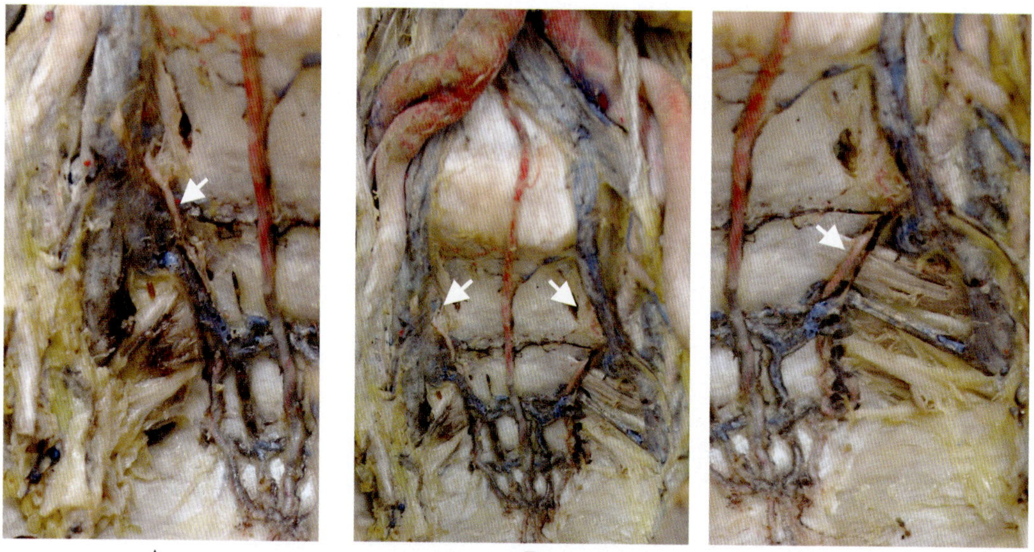

A　　　　B　　　　C

■ 图1-4　骶外侧动脉

A：（为B图右半部放大图）箭头指示为右骶外侧动脉；B：两个箭头指示为左、右骶外侧动脉；C：（为B图左半部放大图）箭头指示为左骶外侧动脉

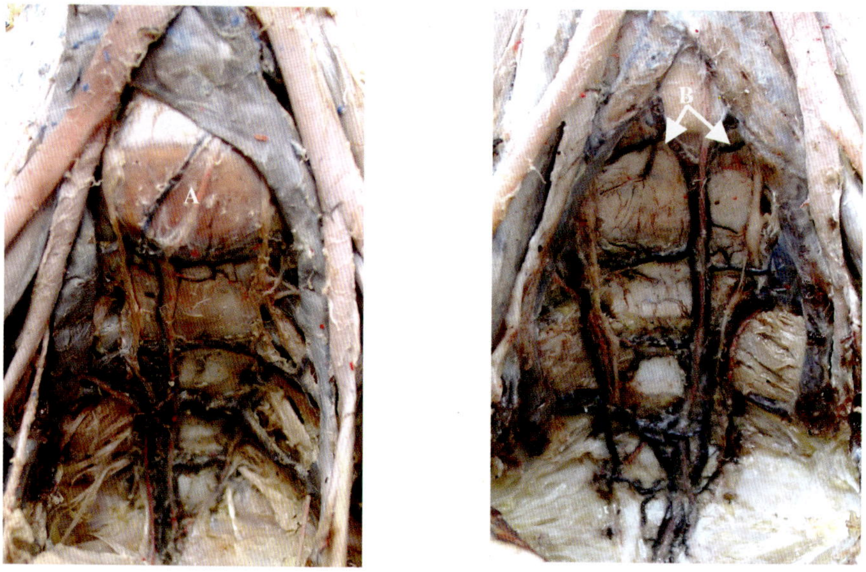

■ 图1-5　骶正中静脉

A：1支型骶正中静脉；B：2支型骶正中静脉

（5）横干静脉：为骶前筋膜前面的一些静脉短干，一般每一骶椎体有一支，分布于骶骨椎体横线处。第 1 横干静脉直接注入髂内静脉或骶外侧静脉干上支，第 2 ~ 5 横干静脉均注入两侧的椎旁静脉，中间与骶正中静脉沟通。横干静脉间的垂直距离逐渐减小。横干静脉亦有变异，其中，第 1 横干静脉位置变异较大，骶岬距变异型第 1 横干静脉的平均距离为 7.26mm，变异型比例占 26.67%（图 1-2、1-6）。

（6）椎旁静脉：骶骨两旁左右各一支，与骶外侧动脉伴行，由骶前孔发出的静脉汇集而成，在骶骨盆面行走于两侧骶前孔内侧的骨面上，其中有横行静脉支注入，将骶正中静脉与骶外侧静脉干连接起来，左右椎旁静脉在骶骨末端与骶正中静脉互相吻合。左椎旁静脉注入左骶外侧静脉干，右侧注入右骶外侧静脉干（图 1-2、1-7）。

5．骶交感干及骶丛　骶交感干是交感神经干在骨盆的部分，由 4 对骶神经节或称干神经节和 1 个尾神经节（奇节或称无偶节）组成。干神经节位于骶前孔内侧的前方，其干的上端与腰交感干相连，干的下端终于奇节，在各骶交感神经节之间借助于节间联络支，以纵向或横向使同侧及对侧发生联系（图 1-8）。骶丛是由腰骶干，第 1、2、3 骶神经前支及第 4 骶神经前支的一部分组成。骶丛位于盆腔后壁、梨状肌前面，而在盆筋膜及髂内动脉对数分支的后侧、输尿管与骶丛前面经过，其间隔以髂内动静脉的分支；左侧骶丛前面有乙状结肠；右侧骶丛前面可与回肠下段接触。臀上动脉及臀下动脉穿出骶丛自盆腔至臀部。臀上动脉夹在腰骶干及第 1 骶神经之间，或第 1、2 骶神经之间。臀下动脉则夹在第 1 与第 2 骶神经之间，或第 2、3 骶神经之间。骶丛略呈三角形，尖向坐骨大孔下部集合，向下移行于坐骨神经。骶丛的分支可以由骶丛的前股、后股或前后股混合发出（图 1-8）。

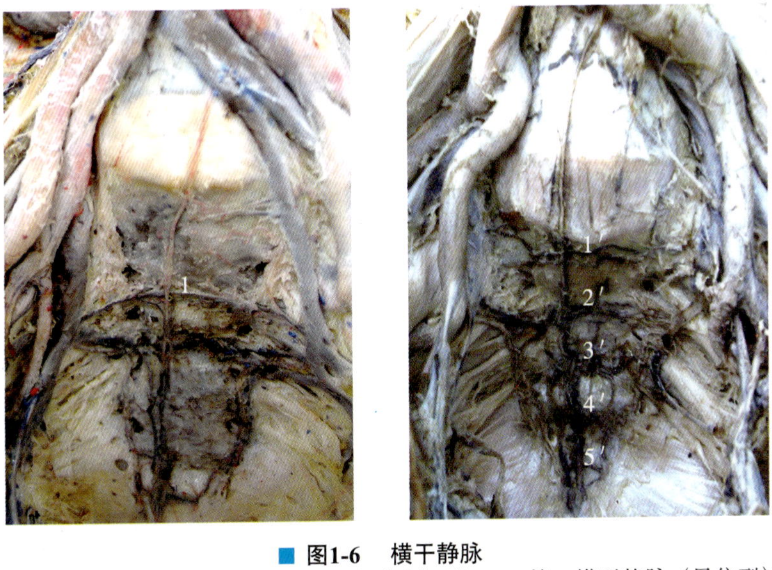

■ **图1-6　横干静脉**

1：第 1 横干静脉（正常型）；1'：第 1 横干静脉（异位型）；2'：第 2 横干静脉（异位型）；3'：第 3 横干静脉（异位型）；4'：第 4 横干静脉（异位型）；5'：第 5 横干静脉（异位型）

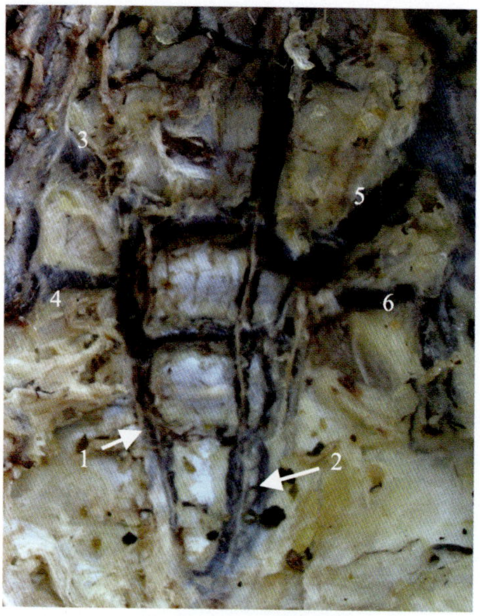

■ **图1-7　椎旁静脉**

1：右椎旁静脉；2：左椎旁静脉；3：右骶外侧静脉干上支；4：右骶外侧静脉干下支；5：左骶外侧静脉干上支；6：左骶外侧静脉干下支

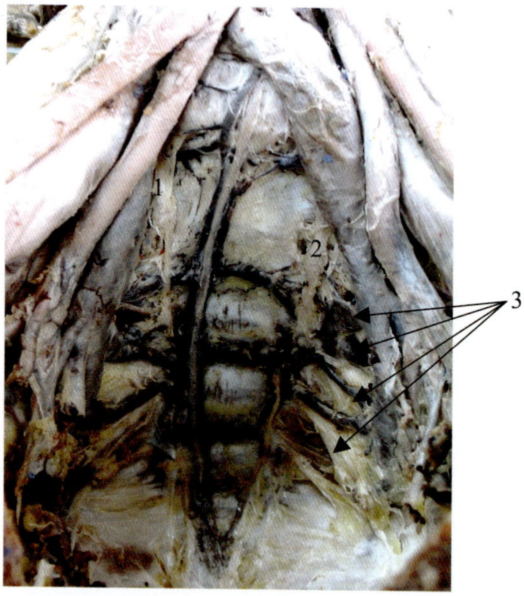

■ **图1-8　骶交感干与骶丛**

1．右骶交感干；2．左骶交感干；3．骶丛

（二）手术区域操作安全性建议

基于对女性防腐尸体骶前区域血管灌注后做解剖学研究，张晓薇等认为：从 S_1 ~ S_5，骶骨骨盆面椎体高度逐渐减小，骶前孔水平间距逐渐减小，横干静脉间的垂直距离也逐渐减小，越往下越接近双侧骶交感干。因此，骶骨盆腔面的无血管区的面积从 S_1 ~ S_5 逐渐减小，S_1 椎体盆腔面无血管区域最大。提示手术操作越往下越增大血管损伤的风险。同时，骶前区血管复杂，骶正中血管及第 1 横干静脉位置变异较大，S_1 椎体盆腔面的前纵韧带可为子宫 / 阴道骶骨固定术的安全缝合位点，在该区域缝合固定的相对安全区域为：上界位于骶岬下 10mm，下界位于骶岬下方 40mm，水平宽度为 15mm，即为一 30mm × 15mm 的矩形（图 1-9）；以骶正中血管为参照点，当骶正中血管居中或偏左时，矩形位于骶正中血管的右侧；当骶正中血管偏右时，矩形位于骶正中血管的左侧。此外，S_1 椎体盆腔面距离最近的大血管为右髂内静脉，手术中直视有助于避免损伤，尤其是腹腔镜下的 S_1 暴露明显，优于 S_2 ~ S_4。

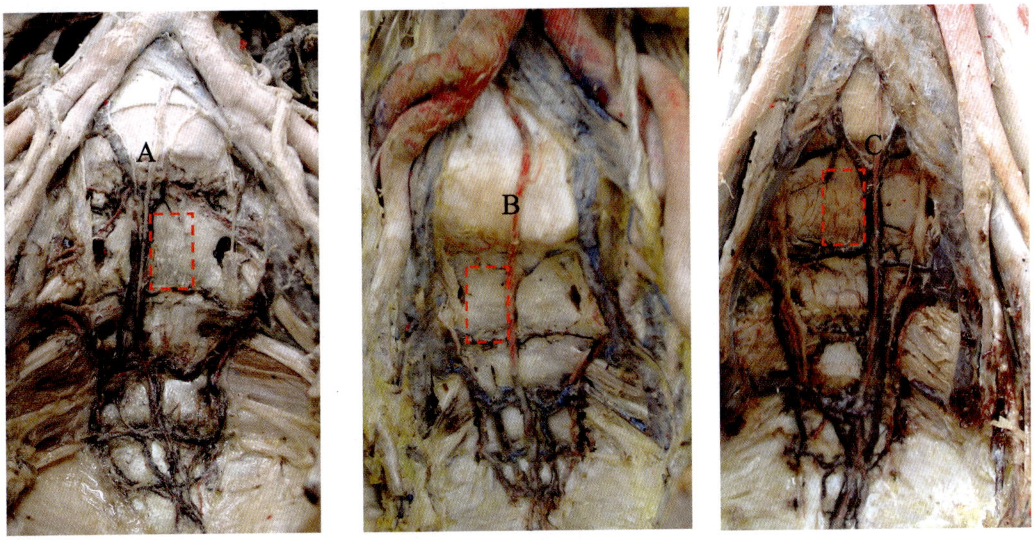

■ 图1-9 手术安全区域（A：骶正中血管偏右；B、C：骶正中血管偏左）

图中红色虚线矩形（30mm×15mm）为手术相对安全区域，上界位于骶岬下10mm，下界位于骶岬下方40mm，水平宽度为15mm。在A中，矩形位于骶正中血管的左侧；在B、C中，矩形位于骶正中血管的右侧

三、手术适应证

1．阴道穹窿脱垂、阴道顶端缺陷、子宫脱垂、阴道前壁脱垂伴膀胱膨出、阴道后壁脱垂伴直肠膨出。

2．较年轻且完成生育的盆腔器官脱垂患者。

3．经阴道盆底重建手术失败，伴有阴道挛缩，同时需要行盆腔其他手术的患者。

四、手术禁忌证

1．严重心、肺功能不全，严重肝，肾功能不全。

2．过度肥胖。

3．生殖道急性炎症。

4．全身结缔组织病、凝血功能障碍。

5．年龄＞70岁的患者为腹腔镜手术的相对禁忌证。

五、术前准备

1．由于手术对象多数为中、老年患者，常常伴有高血压、心脏病、肺部感染、糖尿病等慢性疾病，所以术前需全面检查，除了常规的术前检查外，应详细了解各器官的功能，尤其是心、肺功能及凝血功能，必要时行心脏彩超、肺功能、D-二聚体、双下肢彩超等检查。

2．了解膀胱功能，评价是否存在尿失禁或隐匿性尿失禁。可还纳脱垂物，复位后进行尿垫试验。有急迫性尿失禁者术前行 3 天排尿日记，必要时可行膀胱镜检查。必要时可还纳脱垂物后行尿动力学检查，但也有学者认为盆腔器官脱垂患者术前尿动力检查的可信度低。

3．备皮、配血和备血。

4．肠道准备：要求术前一天服泻药，清晨清洁灌肠。

5．阴道准备：术前阴道冲洗 3 天。

6．术前给予抗生素预防感染。

7．术前充分告知患者有关病情、手术方式选择、手术前后注意事项及手术并发症的防治，让患者及家属理解，并签署知情同意书。

六、手术操作方法和技巧

（一）开腹子宫 / 阴道骶骨固定术

1．患者取膀胱截石位有利于术中上抬阴道残端，便于阴道顶端的操作。术前留置导尿管排空膀胱。

2．经下腹正中切口或横切口进入盆腹腔，尽可能推开小肠及乙状结肠，充分暴露盆腔，辨认双侧输尿管行程。

3．用纱布块或阴道推举器上推阴道顶端，纵向剪开阴道后方腹膜，进入直肠阴道隔，向下向两侧旁钝性分离直肠阴道隔，向下推开直肠；自后而前分离膀胱阴道间隙。如需同时子宫切除者则可先分离直肠阴道隔及膀胱阴道间隙。用皮钳或缝线从阴道两侧向上牵拉阴道顶端。

4．根据盆腔器官脱垂的程度裁剪网片（聚丙烯网片），可裁剪成 3cm × 12cm 的“Y”形。“Y”形的上方网片固定在阴道前、后壁上，下方网片固定在第 1 骶椎椎体面的前纵韧带上。另一种网片裁剪方法为：前、后壁各一片网片，前壁网片为 3.5cm × 12cm 的“倒 7”形，后壁网片为 3.5cm × 12cm 的长形（图 1-10）。

5．将阴道前壁网片阴道端以 0 号不可吸收缝线平行成排地缝合固定 6 ～ 8 针，不穿透阴道黏膜。需根据阴道前、后壁脱垂的程度，调整网片的长度。若阴道前壁或后壁Ⅱ°或Ⅲ°脱垂者，建议网片延伸至阴道前或后下 1/2 部位。若阴道后壁Ⅳ°脱垂者，网片应延伸至距会阴体上方 2cm 处，缝合固定于耻骨尾骨肌上。阴道前壁Ⅳ°脱垂者网片应延伸至阴道横沟水平。

6．在骶岬水平上 2cm 纵行切开后腹膜直至道格拉斯窝，钝性分离直肠后间隙，钝性加锐性分离腹膜下脂肪组织，仔细辨认右侧髂外、髂内动静脉，右侧输尿管，骶正中动脉及骶正中静脉，暴露骶岬、第 1 骶椎椎体面及骶前纵韧带，根据骶正中

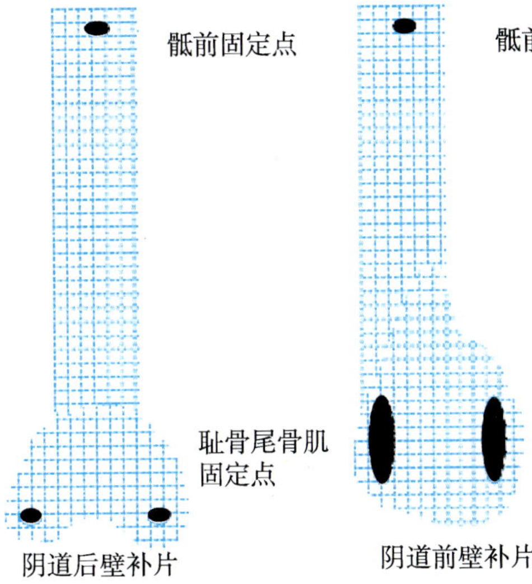

■ 图1-10 子宫/阴道骶骨固定术网片的裁剪

血管的位置选择骶前区相对安全区域（如前述）。以 0 号不可吸收线缝合固定骶骨端的网片 2 ～ 3 针，需全层缝合该部位的骶前纵韧带，且缝合韧带组织要足够多，以免组织撕毁造成手术失败。用阴道抬举器向上抬举阴道残端，网片的长度以调整阴道顶端恢复至适当的高度，则使阴道顶端高度≥ 8cm。

7．用可吸收线缝合关闭骶前间隙的腹膜，使腹膜完全覆盖网片，避免网片侵蚀。

（二）腹腔镜下子宫 / 阴道骶骨固定术

腹腔镜下手术操作步骤基本与开腹手术相同。

1．选择气管插管静脉全麻，术前留置导尿管排空膀胱，取膀胱截石位，头低臀高位 20°，脐部穿刺 10mm 套管针，置 30° 腹腔镜。

2．下腹部穿刺三个 5mm 口径套管针作为操作通道。

3．阴道放置填充体或绝缘的阴道抬举棒，用于暴露阴道顶端和直肠。

4．用剪刀打开阴道后方的盆腹膜，进入直肠阴道隔达阴道上 1/2，从后向前分离膀胱阴道间隙，下推膀胱达阴道上 1/2。因为腹腔镜下操作无触感，膀胱及直肠的损伤概率相对增加，缝合部位在盆腔的深部，镜下操作有一定难度。因此，阴道端的分离及网片缝合也可经阴道完成。

5．裁剪网片的方法同开腹手术。

6．助手用阴道抬举器向上抬举阴道残端，将阴道前壁网片阴道端以 0 号不可吸收线平行成两排缝合固定 6 ～ 8 针，不穿透阴道黏膜。需根据阴道前、后壁脱垂的程度，调整网片的长度。若阴道前壁或后壁Ⅱ° 或Ⅲ° 脱垂者，建议网片延伸至阴道前或后下 1/2 部位。若阴道后壁Ⅳ° 脱垂者，网片应延伸至距会阴体上方 2cm 处，缝合固定于耻骨尾骨肌上。阴道前壁Ⅳ°脱垂者，网片应延伸至阴道横沟水平。

7．在骶岬水平上 2cm 用剪刀或超声刀纵行剪开后腹膜直至道格拉斯窝，钝性分离直肠后间隙，用超声刀锐性分离腹膜下脂肪组织，仔细辨认右侧髂外、髂内动静脉，右侧输尿管，骶正中动脉及骶正中静脉，暴露骶岬、第 1 骶椎椎体面及骶前纵韧带，助手用阴道抬举器向上抬举阴道残端，调整网片的长度至阴道顶端高度 ≥ 8cm，避免张力过大。修剪网片后，在骶前区相对安全区域（如上所述）以 0 号不可吸收线缝合固定骶骨端的网片 2 ～ 3 针。

8．用 0/2 号可吸收线缝合关闭骶前间隙及盆腹膜，使腹膜完全覆盖网片，避免术后网片侵蚀。

9．取出腹腔镜及套管针，关闭腹腔。

七、围术期注意事项

（一）手术注意事项

1．在分离阴道残端时易损伤膀胱和直肠，直肠阴道隔的层次分离比膀胱阴道间隙容易。因此，建议先分离直肠阴道隔，后分离膀胱阴道间隙，下推膀胱。

2．缝合固定阴道端的网片时，阴道黏膜层避免过薄，以免术后发生网片外露。如果腹腔镜下操作可内打结或外打结。注意缝线不能穿过阴道黏膜层。

3．骶前区骶纵韧带缝合前应先辨认右侧髂外、髂内动静脉，右侧输尿管，骶正中动脉及骶正中静脉的位置，暴露第 1 骶椎椎体面的骶岬及骶前纵韧带，尤其要显示骶正中动脉及骶正中静脉的位置，缝合时避开该部位的血管及右输尿管。如果肥胖的患者可让患者体位向左侧倾斜，减少肠管对手术野的干扰。

4．骶前区的骶前纵韧带缝合需全层缝合，韧带组织缝合要足够多，以免组织撕毁造成手术失败。

5．关闭骶前间隙及盆腹膜时需用可吸收线缝合，避免网片外露至盆腹腔内，造成网片对肠管的侵蚀。

6．若患者阴道旁缺陷严重时，可在完成阴道骶骨固定术后进行腹腔镜下阴道旁修补。若患者合并有压力性尿失禁，排除了Ⅲ型压力性尿失禁，可以同时行膀胱颈悬吊术（Burch 手术）。

（二）术后注意事项

1．注意术后生命体征及重要器官功能的监测。

2．因为盆底重建手术患者多为老年妇女，术后易出现肺部感染，其原因主要有：①呼吸肌无力，不能咳痰；②术前合并有慢性肺气肿；③腹部伤口疼痛，不愿意咳嗽；④盆底手术后卧床时间相对延长。因此，术后应注意让患者多翻身，改成半卧位，拍背促进痰排出，术后 5 天鼓励患者下床活动等。

3．术后疼痛的管理　术后疼痛往往不剧烈，但疼痛刺激有可能加重心脏负担，导致血压升高，有必要适当应用术后镇痛药物。

4．术后饮食方面　术后 6 小时可进食流质，肛门排气后进半流食，术后 3 天改为普食，进食易消化的食物，避免进食较硬的食物。术后 5 天鼓励患者进食高纤维素食物，防止便秘及使用腹压。及时处理大便干结及便秘。

5．术后阴道填塞 24 ～ 48 小时，注意阴道排液及阴道出血情况。

6．由于该手术多采用膀胱截石位，下肢血循环易受影响；另外，中、老年妇女多存在肥胖、高血压、高血脂及动脉硬化等血栓形成的高危因素，加之患者术后卧床时间相对延长、血液黏稠、术中使用止血药物等均增加了术后下肢静脉栓塞和肺栓塞的风险。因此，术后应注意调节饮食、水和电解质平衡、加强床上主动及被动活动，术后 24 小时后加用低分子肝素药物 3 ～ 7 天，术后及时使用下肢静脉泵促进下肢静脉血的回流，降低下肢静脉栓塞和肺栓塞的发生率。

八、手术并发症

1．感染　尿道感染是术中和围术期最常见的并发症，其发生率约为 10.9%。伤口的并发症包括感染、血肿或皮肤裂开，其发生率约为 4.6%。尤其经阴道放置网片，有可能增加术后合并感染的概率。因此，术前充分的阴道准备、术中尽量避免肛门的污染、术中充分止血、预防术后盆腔血肿形成、术中应用抗需氧菌及抗厌氧菌的药物等可有效降低感染率。

2．出血性损伤　出血需输血的发生率为 4.4%。骶前血管损伤造成的出血虽然较少发生，但是骶前区血管损伤后会因血管退缩至骶前骨膜下，甚至退缩至网状骨质的通道下。同时，由于盆腔静脉间存在丰富的交通支，所以一旦发生骶前血管损伤，将会使术中的处理非常棘手。因此，选择骶前相对安全区域，仔细分离骶前中动、静脉，避免损伤骶前区静脉丛，尤其是左侧髂静脉的分支。骶前区血管一旦损伤，治疗措施包括使用矫形骨钉、骨蜡或 8 号丝线进行缝合止血。如腹腔镜下发生这种情况，宜开腹止血更为安全。

3．脏器损伤　术中脏器损伤较常见的为膀胱损伤和直肠损伤，膀胱损伤的发生率为3.1%，肠管损伤为1.6%，输尿管损伤为1%。手术后肠梗阻的发生率为3.6%，术后约有 1.1% 的患者因肠梗阻需要再次手术。

4．网片侵蚀及暴露　网片侵蚀是指网片向盆腹、腔内器官侵蚀；而网片暴露是指网片向阴道黏膜外暴露。网片侵蚀及暴露的发生率大约为 3.4%。不同合成材料发生网片侵蚀的概率不同。

5．其他　较罕见的并发症包括暂时的股神经损伤、伪膜性结肠炎、闭孔神经损伤、足下垂等。也有引起脊髓炎和臀部肌肉、筋膜坏死的报道。另外，盆底重建手术深静脉血栓或肺栓塞发生率为3.3%，应引起重视。

九、疗效评价

文献报道经腹子宫/阴道骶骨固定术的成功率不一致，其原因有：研究对象的选择、网片材料的选择、手术者的技巧与熟练程度以及成功率的评判标准不一致，随访时间长短不一，同时也没有统一的复发标准。

经腹子宫/阴道骶骨固定术通过修复阴道顶端脱垂，加强阴道支持，从而改善了患者因阴道顶端脱垂引起的一系列症状，如尿失禁、粪失禁、性功能障碍等。因此，该术式的有效性可以分为两部分：解剖结构的有效性和功能的有效性。

1．解剖结构的有效性　Myung Jae Jeon认为经腹子宫/阴道骶骨固定术的解剖学成功率为100%，即术后完全没有阴道顶端脱垂，其他部位发生脱垂的概率为86%。随访6个月到3年，以术后没有顶端脱垂来评估手术成功率为78%～100%，但若以术后完全没有脱垂来评估手术成功率则为58%～100%。在一项术后1～13年的问卷调查中，32%（23/72）的患者认为他们已经完全治愈，39%（28/72）认为脱垂症状有明显改善，而29%（21/72）认为没有改善。文献报道总的术后满意度或脱垂症状完全缓解概率为85%～100%。

2．功能的有效性

（1）膀胱功能：部分患者在术前存在不同程度的尿道、膀胱功能障碍，包括尿失禁（压力性、急迫性和混合性）和不同程度的尿潴留。大多数患者在纠正脱垂的同时也可以恢复膀胱功能。FitzGerald MP研究发现，89%的脱垂患者在术后膀胱功能恢复正常。但是，对于术前没有膀胱功能障碍的患者，术后由于解剖关系的改变使尿道与膀胱的夹角增宽，从而导致术后发生尿失禁，需要进行二次手术。

（2）直肠功能：大多数严重脱垂患者同时伴有低位肠道的功能障碍，主要表现为梗阻症状。不同平面的骶骨固定术既可以改善肠道功能，也有利于粪便排泄，但少部分患者也可能出现术后肠道梗阻加重，因为阴道骶骨固定术可以提升阴道后壁，减轻梗阻，并减轻肛提肌板或括约肌的负荷。然而，阴道后壁的过度分离或后穹窿成形术时直肠、乙状结肠过度向前移位，将会加重肠道功能障碍或引发新的肠道功能障碍。Baessler K发现术后便秘的发生率从64%降至38%。Virtanen发现术后有26%的患者发生新的便秘及肠功能障碍。

(3)性功能：关于骶骨固定术后性功能的改变文献较少，大多是回顾性的资料，主要表现为性交困难和性交痛，但常常存在其他的干扰因素，如同时行耻骨后尿道固定术、后穹窿成形术等。长期随访发现，随着年龄的增长，阴道萎缩、性欲下降、性器官萎缩等都会导致性功能下降。大部分患者在手术前后性功能不会受影响，术后性生活减少多与性伴侣性功能的下降有关。Benson 比较了骶前固定术和骶棘韧带固定术后性功能的变化情况，发现骶棘韧带固定术后有 58% 的患者存在性交困难，而骶前固定术后无一例患者发生性交困难。Fox 和 Stanton 认为骶前固定术后性交困难的发生率由 38% 下降为 17%。

手术者技巧、同时进行的其他手术、患者自身特征以及随访时间的延长均影响手术的成功率及再次手术的概率。现有文献的临床资料显示，随访 6 个月到 3 年，再次手术率为 4.4%，再次手术大部分是因为前后盆腔的脱垂而不是顶端的脱垂。

（张晓薇）

参考文献

1. 张晓薇，陈礼全．阴道骶骨固定术手术区域应用解剖研究．中国实用妇科与产科杂志，2009，25（8）：590-593．
2. 陈礼全，张晓薇．第一骶椎骶前区应用解剖学研究．广州医学院学报，2009，37（2）：55-58．
3. 武雷，罗艳芬，王青．骶岬周围血管的应用解剖学研究．中华普通外科杂志，2005，20：356-358．
4. 赵臣银，王泽军，范松青．骶正中动脉和骶正中静脉的测量及临床意义．实用医学杂志，2005，20：2258-2259．
5. Oto A，Peynircioflu B，Eryilmaz M，et al．Determination of the width of the presacral space on magnetic resonance imaging．Clin Anat，2004，17：14-16．
6. Tribus CB，Belanger T．The vascular anatomy anterior to the L5 ～ S1 disk space．Spine，2001，26（11）：1205-1208．
7. Flynn MK，Romero AA，Amundsen CL，et al．Vascular anatomy of the presacral space：A fresh tissue cadaver dissection．Am J Obstet Gynecol，2005，192：1501-1505．
8. Wieslander CK，Rahn DD，McIntire DD，et al．Vascular anatomy of the presacral space in unembalmed female cadavers．Am J Obstet Gynecol，2006，195（6）：1736-1741．
9. Baqué P，Karimdjee B，Iannelli A，et al．Anatomy of the presacral venous plexus：implications for rectal surgery．Surg Radiol Anat，2004，26（5）：355-358．
10. Baqué P，Karimdjee B，Iannelli A，et al．Anatomy of the presacral venous plexus：implications for rectal surgery．Surg Radiol Anat，2004，26（5）：355-358.
11. 徐达传．骨科临床解剖学图谱（钟世镇临床解剖学图谱全集）．济南：山东科学技术出版社，2005．7．
12. 张朝佑．人体解剖学．2 版．北京：人民卫生出版社，1998．
13. Myung Jae Jeon，Yeo Jung Moon，Hyun Joo Jung．A long-term treatment outcome of abdominal sacrocolpopexy．Yonsei Med J，2009，50（6）：807-813．

14. Carey MP, Dwyer PL. Genital prolapse : vaginal versus abdominal route of repair. Curr Opin Obstet Gynecol, 2001, 13 (5): 499-505.

15. de Vries MJ, van Dessel TH, Drogendijk AC, et al. Short-term results and long-term patients' appraisal of abdominal colposacropexy for treat-ment of genital and vaginal vault prolapse. Eur J Obstet Gynecol Reprod Biol, 1995, 59 : 35-38.

16. FitzGerald MP, Kulkarni N, Fenner D. Postoperative resolution of urinary retention in patients with advanced pelvicorgan prolapse. Am J Obstet Gynecol, 2000, 183 : 1631-1634.

17. Baessler K, Schuessler B. Abdominal sacrocolpopexy and anatomy and function of the posterior compartment. Obstet Gynecol, 2001, 97 : 678-684.

18. Virtanen H, Hirvonen T, Makinen J, et al. Outcome of thirty patients who underwent repair of posthyterectomy prolapse of the vaginal vault with abdominal sacral colpopexy. J Am Coll Surg, 1994, 178 (3): 283-287.

19. Benson JT, Lucente V, McClellan E. Vaginal versus abdominal reconstructive surgery for the treatment of pelvic support defects : a prospective randomized study with long-term outcome evaluation. Am J Obstet Gynecol, 1996, 175 : 1418-1422.

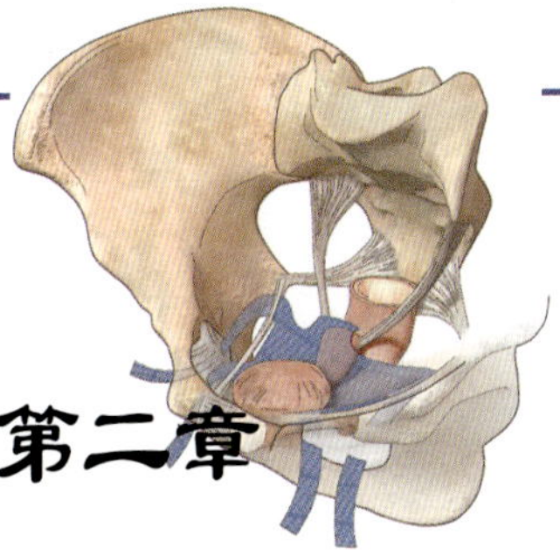

第二章 高位子宫骶韧带悬吊术（经阴道和腹腔镜）

中盆腔缺陷以子宫或阴道穹窿脱垂以及肠膨出、道格拉斯窝疝形成为特征。近年来在 McCall 后穹窿成形术的基础上形成的高位子宫骶韧带悬吊术（high uterosacral ligament suspension，HUS）是手术纠正中盆腔缺陷的方式之一。McCall 后穹窿成形术于 1957 年第一次报道，其基本术式是经阴道在中线部位折叠缝合两侧骶韧带及其间的腹膜，关闭道格拉斯窝，防止肠膨出。此后又经 Mayo 改良，在缝合骶韧带后，将阴道穹窿悬吊于其上。高位子宫骶韧带悬呆术在此基础上，技术、方法有了多种变异和改良，其改良之处在于子宫骶韧带缝合的部位、方式，是否同时缝合腹膜，关闭道格拉斯窝以及如何悬吊于穹窿上。

一、相关解剖

子宫、穹窿脱垂属于女性盆腔器官第一水平支持结构的缺陷，而该水平的支持结构主要就是子宫主韧带和骶韧带，因此利用宫骶韧带悬吊穹窿符合恢复解剖生理的手术设计。

1．宫骶韧带　起自 $S_2 \sim S_4$ 骶椎前的骨面，经直肠两侧向前，止于宫颈内口平面后方的肌层和阴道上方的外侧壁，并与盆膈上筋膜融合。它主要由平滑肌、盆腔脏器自主神经、混合结缔组织和血管组成。其内侧为直肠，外侧为输尿管，是术中的重要标志。宫骶韧带向后上方牵引宫颈，防止子宫前移，维持子宫前屈。

2．盆底结缔组织的结构和功能　主韧带和骶韧带复合体是整体理论中 Ⅰ 水平结构的重要组成部分，起自宫颈和阴道上段的三维立体结缔组织支持结构，止于侧盆壁和骶骨。主韧带主要由血管旁结缔组织和盆腔血管构成。该复合体悬吊子宫和阴道上段，向后牵拉宫颈，维持直立妇女的阴道长度，并使上 2/3 阴道轴保持在几乎水平的位置，位于其下方的肛提肌板之上。因此，腹腔内压和子宫、宫颈的压力压向了阴道后壁及其下方的肛提板，避免将阴道推向骨盆出口。如产后和子宫切除后破坏了该结构，可导致子宫和（或）阴道的脱垂（图 2-1）。

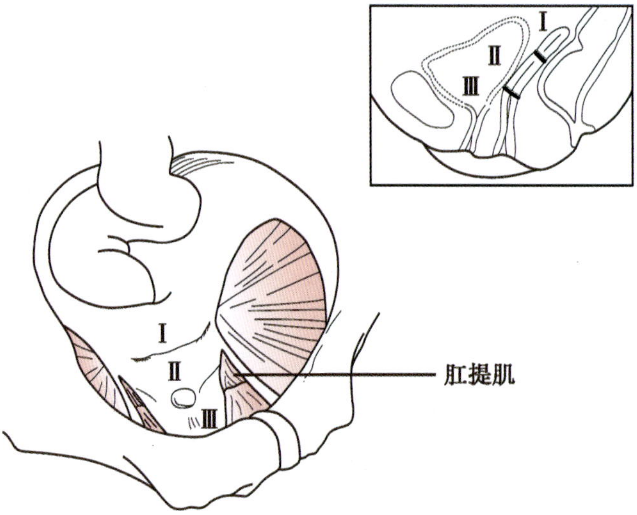

■ 图2-1 阴道的三个水平支持结构
Ⅰ水平：主骶韧带复合体；Ⅱ水平：肛提肌腱膜；Ⅲ水平：会阴体

二、手术适应证

1．该手术的适应证主要为中盆腔缺陷，即子宫脱垂、穹窿脱垂。

2．存在道格拉斯窝疝时可同时进行手术修补。

三、手术禁忌证

1．宫骶韧带松弛、极度薄弱者。

2．泌尿系统炎症及生殖道炎症急性期。

3．合并内科疾患，情况不允许手术者，如严重心脏病、活动性肺结核等。

四、术前准备

1．常规妇科检查，同时注意有无宫颈延长、肠膨出、阴道前壁的旁侧缺陷，并予以记录。

2．直肠指检评价直肠阴道隔、肛门括约肌及盆底肌状态。

3．对有压力性尿失禁（stress urinary incontinence，SUI）症状、膀胱和（或）尿道膨出及重度子宫脱垂者行尿垫试验、咳嗽试验及棉签试验并记录排尿日记，测量残余尿量，必要时进行尿动力学检查。

4．术前视需要对绝经后妇女给予阴道雌激素软膏或口服雌激素 14 ～ 30 天，同时用子宫托或油纱卷还纳子宫，每日坐浴加冲洗准备阴道。

五、手术操作方法和技巧

对于子宫或穹窿脱垂，重要的手术步骤是悬吊、固定和修补阴道顶端，但无论将顶端悬吊于什么部位，重新在顶端建立前后阴道壁筋膜的连续性至关重要，由此可防止以后的肠膨出。高位子宫骶韧带悬吊术是指在坐骨棘水平或宫骶韧带的中段缝合宫骶韧带、悬吊阴道穹窿并同时重建耻骨宫颈筋膜和阴道直肠筋膜，可将穹窿悬吊得更高、保留更深的阴道。

1．若有道格拉斯窝疝，先予以处理，可封闭道格拉斯来解决肠膨出。

2．每侧宫骶韧带对折缝合 2 ～ 3 针，使之悬吊于坐骨棘水平。

3．拉近缝合耻骨宫颈筋膜和直肠筋膜。

4．用不可吸收缝线将缝合之筋膜悬吊在宫骶韧带上，从而悬吊脱垂之阴道，以恢复阴道的正常位置及功能。

手术可经腹腔镜或阴道途径完成。切除子宫者可经阴道完成；需要保留子宫者可经腹腔镜完成。具体手术方法如下：

（一）阴式高位子宫骶韧带悬吊术

1．患者取膀胱截石位，按阴道手术常规消毒。子宫及附件切除后，先行阴道前壁修补。

2．上提阴道残端，在腹腔内触摸及确认坐骨棘及走行于其上方 1 ～ 5cm 的输尿管后，暴露从坐骨棘内后侧向骶骨方向走行的宫骶韧带。用 24cm 长组织钳在后腹膜 5 点和 7 点平坐骨棘水平处钳夹双侧宫骶韧带残迹后，向上、向尾侧反复牵拉，使其伸张，然后顺此残迹沿侧盆壁向骶骨方向清楚摸到一条明显增厚、纵向走行的结缔组织样韧带，此即宫骶韧带。同法钳夹对侧宫骶韧带。

3．再次触摸并确认钳尖周围 2cm 组织内无输尿管后，长弯针持夹持小圆针，10 号丝线于坐骨棘水平上下分 3 针缝合两侧宫骶韧带及其间的直肠子宫反折腹膜。年轻、无明显肠膨出及直肠上段膨出者，采用宫骶韧带同侧折叠缝合。宫骶韧带缝合打结后留线。

4．再行膀胱镜检查，辨认膀胱三角区及两侧输尿管口，见到喷尿及尿色无异常、确认双侧输尿管无损伤后，用宫骶韧带的留线缝合至阴道前、后壁残端的耻骨宫颈筋膜和直肠阴道筋膜，然后逐一打结，并常规缝合阴道残端。需行阴道后壁和会阴体修补者按常规进行（图 2-2）。

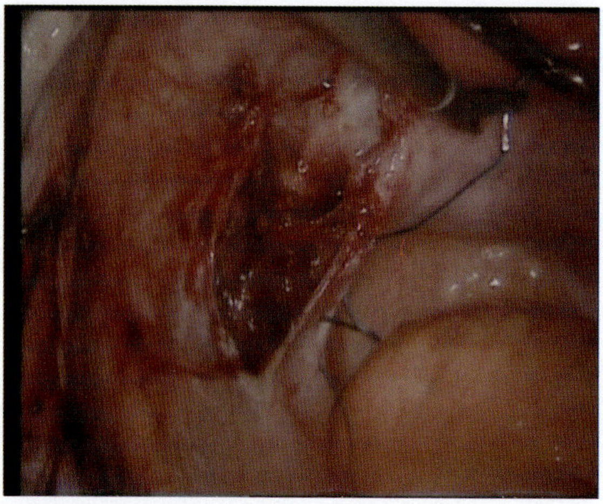

图2-2　不可吸收线连续缝合宫骶韧带（全层）约 3 ~ 4cm至宫颈周围环，打结使宫骶韧带折叠

（二）腹腔镜下高位子宫骶韧带悬吊术（图 2-3）

1．在坐骨棘中点 1.5~2cm 处，用不可吸收线将宫骶韧带对折缝合 2 ～ 3 针，然后拉紧。

2．用不可吸收线将宫骶韧带悬吊至宫颈周围环后侧。

3．同时修复其他盆底部位特异性缺陷。

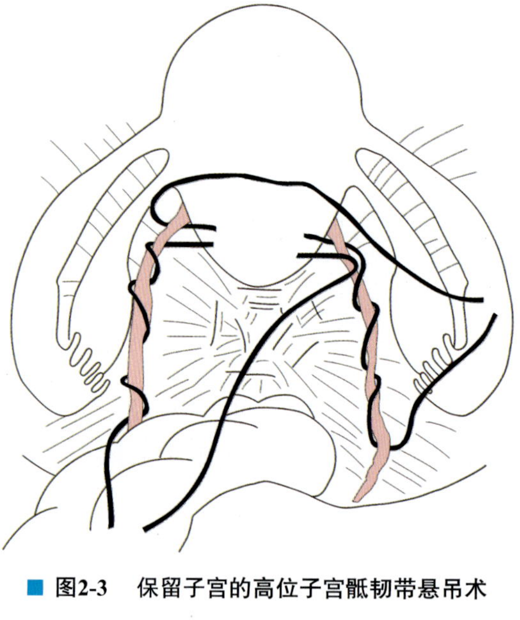

图2-3　保留子宫的高位子宫骶韧带悬吊术

既往的研究结果显示，宫骶韧带是经久坚牢的，即使在重度盆腔器官脱垂的患者仍然可以再利用，这个观点也证实了这些结构并没有薄弱，而只是在特殊部位发生了断裂。现在有些学者认为该手术操作实际上也进行了筋膜重建，重建的筋膜起自阴道前壁，并和阴道后壁相连续，达到重建支持组织的目的，因此该手术不仅能够悬吊阴道，而且能解除道格拉斯窝疝，可以有效防止肠膨出复发。

高位子宫骶韧带悬吊手术的具体操作可以多种多样，有学者认为适当改变手术某些细节可纠正任何类型的不同程度的脱垂。与之相比，骶棘韧带固定术并不适合所有的脱垂，而更适合阴道后壁有较大缺陷者。

这种手术方法到目前为止，文献报告数量有限，42 个月的成功率为 69% ～ 91%，并发症为 4.1%。一项 202 名患者的经阴道子宫骶韧带悬吊术的研究显示，手术效果满意率为 89%，复发需再次手术率为 5.5%。

有研究分析了 16 例经阴道和 11 例经腹腔镜高位子宫骶韧带悬吊术的临床效果，结果显示经阴道手术组术后 36 个月的治愈率为 69%，而腹腔镜手术组术后 42 个月的治愈率为 91%。

腹腔镜途径的优势在于：输尿管和宫骶韧带的位置在经阴道手术中只能靠术者的触诊来判定，而在腹腔镜下则可以一目了然。保留子宫的高位子宫骶韧带悬吊术旨在解剖复位、缓解症状的同时保留生育功能。其 12 个月的主观成功率为 81%，客观成功率为 79%，宫颈或子宫脱垂复发需再次手术率为 16%。有文献报道经该手术后患者均能完成足月妊娠，以剖宫产结束分娩，术后无子宫脱垂复发。

六、围术期注意事项

1．术者用手指测量阴道宽度，钢尺测量 POP-Q 各项数据。

2．留置尿管 1 天，术后尽早下床活动，避免下肢静脉血栓形成。

3．3 个月内避免提重物（＞ 5kg）和重体力劳动，避免慢性咳嗽、便秘等增加腹压的动作。

4．术后随访：分别于术后 2、6 个月及每年由门诊随访，采用 POP-Q 法评价脱垂程度，同时询问相关症状。

七、手术并发症

术中并发症有输尿管损伤、梗阻，由于输尿管紧邻宫骶韧带，其走行时有变异，因而易损伤，文献报道在 1.0%~10.9%。因骶韧带悬吊须达坐骨棘水平，输尿管损伤的机会增加，有学者认为术中应常规应用膀胱镜来检查输尿管通畅程度，若有可疑时应即刻注射 5ml 靛胭脂观察。也有学者认为在宫骶韧带缝合前，将盆腔边缘至宫颈水平的输尿管游离出来可以避免输尿管的扭曲梗阻。避免方法有：

1．熟知输尿管与宫骶韧带的解剖关系。研究发现，宫骶韧带自宫颈向骶骨方向延伸过程中是逐渐远离输尿管的，二者距离在穹窿水平为 1.4cm，在直肠旁中段为 4.1cm，近骶凹段为 8.1cm。高位子宫骶韧带悬呆术悬吊穹窿是在直肠旁中段，正常情况下应距输尿管 3 ～ 4cm。

2．膀胱截石位时输尿管走行变异。根据研究，膀胱截石位将导致盆腔一定程度的旋转，使输尿管与宫骶韧带位置发生改变，后者更趋向于朝向下方的骶骨方向，故缝合时应尽量向后内侧骶骨方向进针，由此可远离输尿管，此方法可明显降低输尿管损伤率（图 2-4）。

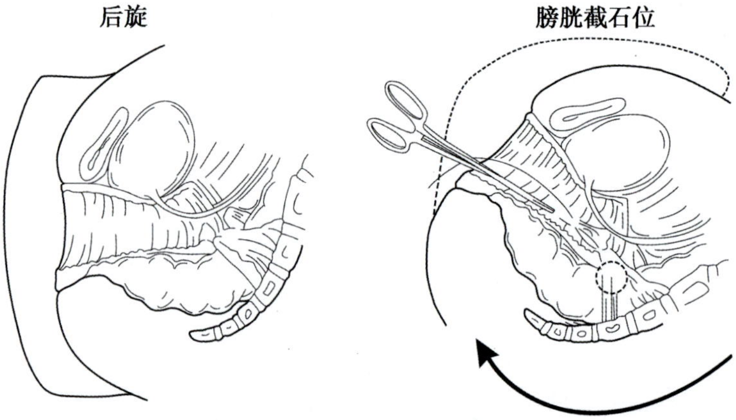

图2-4　膀胱截石位将导致盆腔一定程度的旋转，使输尿管与宫骶韧带位置发生改变，后者更趋向于朝向下方的骶骨方向，故缝合时应尽量向后内侧骶骨方向进针。

3．宫骶韧带牵拉方向不同可造成输尿管位置变异。向患者尾部方向牵拉，使主韧带以及其间的输尿管被牵拉，容易导致损伤；而向上、向患者腹侧方向牵拉时，宫骶韧带将向下延伸走行，并与头部呈 30°，此时向后下，即向患者背侧方向缝合宫骶韧带，可避免输尿管损伤。

4．输尿管触摸法。也可采用在宫骶韧带外上方直接触摸输尿管的方法来避免损伤。如果在距离挟持宫骶韧带的钳尖 2cm 内不能触及输尿管，则可确保钳尖周围 2cm 组织内无输尿管。

5．宫骶韧带进针方向。多数学者的经验表明，从宫骶韧带外侧垂直进针，平行于盆底走行，再从内侧出针的方式缝合宫骶韧带，不易损伤输尿管，因进针点更易于控制。

6．膀胱镜检查。输尿管损伤多为宫骶韧带缝线结扎造成，绝大多数可通过膀胱镜检查发现，故膀胱镜在输尿管损伤的鉴别中有不可替代的作用 。妇科医生应该熟练掌握并学会识别各种形状的输尿管开口及喷尿状态。一旦发现损伤或梗阻，应及时拆除缝线，多可缓解。

术中并发症也有肠缝合损伤的文献报道，约为 0.5%。其他的术中并发症有骨盆侧壁血肿、盆腔脓肿等，都很少见。

术后并发症包括有缝线侵蚀、括约肌功能不全、性交困难、臀部疼痛、肛提肌疼痛、阴道缩短，但都不会留下持久后遗症。

八、手术经验荟萃

1．术中正确识别宫骶韧带对实施高位子宫骶韧带悬吊术至关重要。可用长组织钳在后腹膜 5 点和 7 点处反复钳夹、辨认宫骶韧带残端，沿残端向上钳夹，并向上、向外牵拉，使其伸张，有助于宫骶韧带的确定，或采用在宫骶韧带切断时留线作标记的方法。

2．手术的另一难点在于高位子宫骶韧带悬吊术的缝合，因其位置深，操作有一定困难。为了良好暴露及避免肠损伤，缝合前最好用纱垫挡开肠管，充分照明，同时需配备合适的拉钩、组织钳和针持，这是手术成功的保证。

3．术中“水垫”分离增加安全性。

4．术中应注意是否存在肠膨出，应同时予以处理。

5．对年轻、性活跃、无肠膨出者，可采用同侧宫骶韧带自行折叠，再缝合悬吊到同侧阴道残端的方法。这样有利于保持阴道穹窿宽度，增加性生活满意度，同时可减少直肠损伤及输尿管扭曲的机会。

（史宏晖　朱　兰）

参考文献

1．Aronson MP，Aronson PK，Howard AE，et al．Low risk of ureteral obstruction with “deep”（dorsal/posterior）uterosacral ligament suture placement for transvaginal apical suspension. Am J Obstet Gynecol，2005，192（5）：1530-1536.

2．Silva WA，Pauls RN，Segal JL，et al．Uterosacral ligament vault suspension：five-year outcomes.Obstet Gynecol，2006，108（2）：255-263.

3．Lin LL，Ho MH，Haessler AL，et al. A review of laparoscopic uterine suspension procedures for uterine preservation．Curr Opin Obstet Gynecol，2005，17（5）：541-546.

4．Wheeler TL 2nd，Gerten KA，Richter HE，et al．Outcomes of vaginal vault prolapse repair with a high uterosacral suspension procedure utilizing bilateral single sutures．Int Urogynecol J Pelvic Floor Dysfunct，2007，18（10）：1207-1213.

5．Yazdany T，Bhatia N.Uterosacral ligament vaginal vault suspension：anatomy，outcome and surgical considerations．Curr Opin Obstet Gynecol，2008，20（5）：484-488.

6．Jeffery ST，Doumouchtsis SK，Franco AV，et al．High uterosacral ligament vault suspension at vaginal hysterectomy：objective and subjective outcomes of a modified technique.J Obstet Gynaecol Res，2009，35（3）：539-544.

7．Uzoma A，Farag KA.Vaginal vault prolapse.Obstet Gynecol Int，2009，2009：275-621.

8．鲁永鲜，沈文洁，刘昕，等．经阴道子宫骶骨韧带高位悬吊术治疗子宫脱垂的临床探讨．中华妇产科杂志，2007，42（12）：797-801.

9．Park AJ，Paraiso MF．Surgical management of uterine prolapse.Minerva Ginecol，2008，60（6）：493-507.

10．Yazdany T，Yip S，Bhatia NN，et al．Suture complications in a teaching institution among patients undergoing uterosacral ligament suspension with permanent braided suture.Int Urogynecol J Pelvic Floor Dysfunct，2010，26.

11．Comiter CV，Vasavada SP，Raz S.Transvaginal culdosuspension：technique and results. Urology，1999，54（5）：819-822.

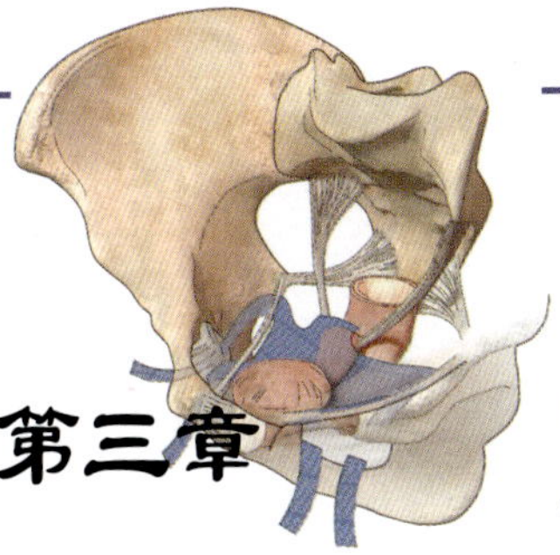

第三章 骶棘韧带固定术

骶棘韧带固定术（sacrospinous ligament fixation，SSLF），又称 Richter procedure。德国 Sederl 于 1958 年首次描述了 SSLF 治疗子宫切除术后的阴道穹窿膨出，用不可吸收线将右侧穹窿阴道黏膜下组织缝合在距坐骨棘内侧 4cm 处的骶棘韧带上。1971 年美国 Nichols 和 Randall 用 SSLF 治疗子宫切除后阴道顶端脱垂的报道使此手术在美国及欧洲得到广泛应用。SSLF 因其创伤小、效果持久、保留阴道功能、维持阴道的正常解剖轴向以及能恢复满意的性生活等优点，总的治愈率约 80%，已成为盆底修复手术中的重要方法之一。

一、相关解剖

1．骶棘韧带的一般解剖学资料　骶棘韧带为一扇形的致密结缔组织宽带，后内侧附于骶骨约第 4 骶椎平面到尾骨间的侧缘和前面，向前外行附于坐骨棘，长约（43.04±6.58）mm，外侧端（坐骨棘端）宽约 10mm，距离坐骨棘 25mm 处宽约 12mm，内侧端（尾骨端）宽约 25 ～ 30mm。

2．骶棘韧带的邻接　骶棘韧带的前内侧面与盆腔脏器间接相邻，其间隔有三层结构。内层紧贴脏器，为一筋膜层，属脏器旁结构，含有分布到阴道壁、膀胱颈、尿道等的神经支；中间是尾骨肌筋膜，下缘也可有髂尾肌筋膜，表面有骶神经发出的尾骨肌的神经支；外层为一薄板状肌层，包括尾骨肌和部分髂尾肌。尾骨肌起于坐骨棘，止于髂尾骨侧缘，恰好位于骶棘韧带之前内侧。该肌下部肌纤维与骸棘韧带盆面的致密结缔组织纤维束相交织而不能完整地分离。骶棘韧带后外侧大部与骶结节韧带相重叠。骶棘韧带和骶结节韧带与坐骨大小切迹共同构成坐骨大孔和坐骨小孔。

臀下血管大部分经过坐骨神经的后方及骶棘韧带上缘的后方出骨盆（图 3-1），但在骶棘韧带上缘和坐骨神经下缘之间约有 3 ～ 5mm 暴露，即缝合时若扎到该处可损伤臀下血管，尤其是臀下静脉壁薄，更容易损伤。臀下动脉还发出尾骨支，它紧贴骶棘韧带中份的后缘下行分布到骶结节韧带。臀下血管神经在距离坐骨棘（17.02±3.08）mm 处经梨状肌下孔出骨盆，在这个过程中它距离骶棘韧带外侧份（坐骨棘端）的上面很近。阴部血管神经束在坐骨棘内侧紧贴骶棘韧带后面出坐骨小孔，它在骶棘韧带后方（深部）的宽度大约为 2.0cm，且骶棘韧带外侧 2.5cm 的上缘紧邻阴部内神经，有时还有臀下血管和臀下动脉发出的尾骨支。

3．手术安全区域　缝合时应选择距离坐骨棘至少 2.5cm 处骶棘韧带的中间 1/2 作为缝合点（图 3-2），以避免血管神经的损伤。缝合的深度要把握好，不能穿透韧带的全层，一般缝合韧带的 1/2 层（约 5 ~ 8mm）为宜。骶棘韧带内面被覆尾骨肌和部分肛提肌，如果缝合较浅，将阴道壁仅缝于菲薄的肌层及其表面的筋膜，则不能达到牢固悬吊的目的，从而导致手术失败。

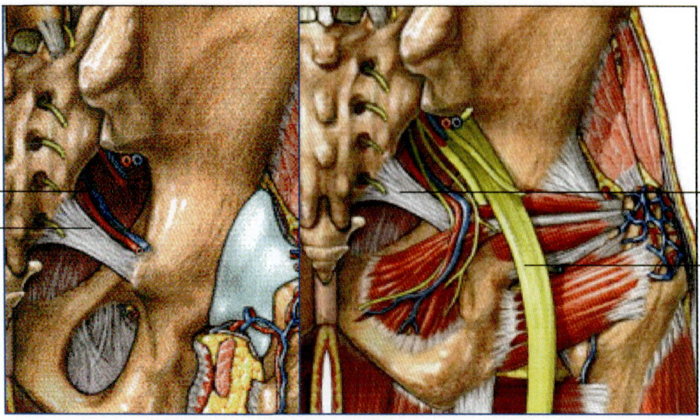

■ 图3-1　骶棘韧带与周围神经血管的关系

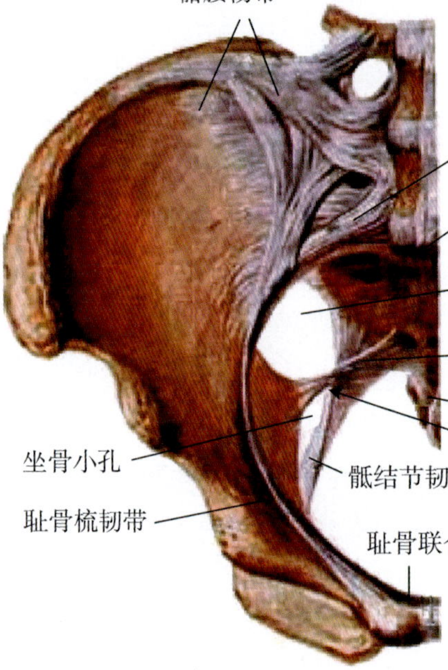

■ 图3-2　右侧骨盆的韧带

二、手术适应证

适用于子宫脱垂同时伴主、骶韧带松弛者，阴道前后壁膨出或穹窿膨出者。该术式创伤较小，尤其适合于年老体弱者。

三、手术禁忌证

1．阴道炎、阴道溃疡等生殖道急性感染者。

2．阴道狭窄。

3．严重内科合并症不能耐受手术者。

四、术前准备

术前 3 天常规碘伏阴道擦洗。对绝经多年、阴道黏膜有明显萎缩及营养不良妇女局部涂抹雌三醇软膏 2 周以上，待其阴道黏膜长厚后手术。有溃疡者局部加用金霉素软膏待溃疡愈合后再行手术。

五、手术操作方法和技巧

1．麻醉方法　一般采用蛛网膜下腔硬膜外联合麻醉。

2．体位　取膀胱截石位。

3．于一侧阴道后壁顶部中外 1 /3 交界处黏膜下注入肾上腺素生理盐水形成水垫并减少术中出血(100ml 生理盐水中加入 4 ～ 5 滴肾上腺素，若患者有高血压则慎用)，纵行切开阴道后壁黏膜 3 ～ 4cm，Allis 钳钳夹切开的黏膜边缘，向两侧牵拉。

4．手指分离直肠阴道间隙的疏松结缔组织。注意不要分离到主韧带附近，以避免静脉丛出血。放置拉钩，将直肠壁向对侧推移，向坐骨棘水平钝性分离至骶棘韧带。

5．置入阴道前后壁拉钩，暴露坐骨棘与第 4、第 5 骶骨侧缘之间的骶棘韧带。骶棘韧带外观为白色膜状组织，由于盲目操作可能引起大出血或神经损伤，并且缝合至疏松组织可能引起术后复发，因此如果直视情况有所怀疑，可撤去拉钩，重新触摸骶棘韧带。如无法触到韧带，可尝试触摸对侧韧带，选择确切的侧别进行手术。

6．7 号丝线在距离坐骨棘 2.5cm 位置缝合 2 针，2 针不应在同一点及同一水平。骶棘韧带较坚韧，牵拉有较强的固定感，不易拉动，如果缝合后牵拉活动度大，应该补缝 1 针。术中应常规行直肠指检，以证实缝线未穿透直肠。

7．确定固定后的阴道顶端位置，注意保持阴道前后壁基本对称。两把 Allis 钳在合适的位置钳夹阴道黏膜边缘。缝线缝合阴道顶端纤维肌层，打结，感到阴道顶端被吊到该侧骶棘韧带处。完成阴道壁的缝合（图 3-3）。

缝合韧带时的方法有很多：直接暴露韧带后缝合以及应用 Deschamps 缝合器、Miya 钩、Shutt 穿孔缝合器、Autosuture Endostitc 缝合器、Laurus 针牵引器。Shutt 穿孔缝合器为一种自动缝合系统，但其缝合的组织不够，对于骶棘韧带比较薄的患者可能适用，并且要求直的单孔缝合器，因此不适合大多数的外科医生。Autosuture Endostitc 为内缝线自动缝合器，它不需要牵引器或是助手的帮助，但针很细小，导致其缝合的组织可能不够。Laurus 针牵引器的特点是使用标准的针，仅能缝合较薄的组织，因此也不能得到广泛的应用。应用 Deschamps 缝合器、Miya 钩由于是通过触摸韧带进行缝合（图 3-4、3-5、3-6），对于组织的分离较直接暴露缝合少，因此手术时间和术中出血量相对较少，比传统的直接暴露缝合要安全、简单，也是使用得最多的器械，下面作较详细的介绍。

1971 年 Randall 和 Nichols 提出应用一种长柄的 Deschamps 缝合器(图 3-4、3-5)行 SSLF 手术的方法：暴露骶棘韧带后，用左手指示手术侧坐骨棘内侧缘，缝合器尖端在距离坐骨棘 2.5cm 的位置穿刺骶棘韧带，神经拉钩钩出缝线。在第 1 针的内侧 1cm 处穿刺缝合第 2 针。为避免两次穿刺，也可以将第 1 针的缝线从中间剪断，分别用于固定阴道顶端。

1987 年 Miyazaki 提出应用 Miya 钩(图 3-7、3-8)的手术方式：暴露骶棘韧带后，右手中指置于骶棘韧带坐骨棘上缘下方距坐骨棘约 2cm 的位置，左手持 Miya 钩使其处于闭合状态，钩尖置于右手中指所示的位置。打开钩柄，将钩放低至接近水平位置，钩尖以 45° 角穿过骶棘韧带，关闭并抬高钩柄。钩出缝线。

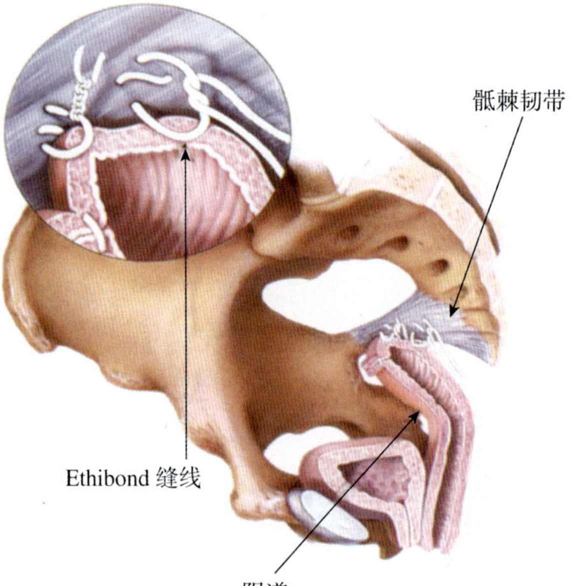

■ 图3-3 骶棘韧带固定术示意图

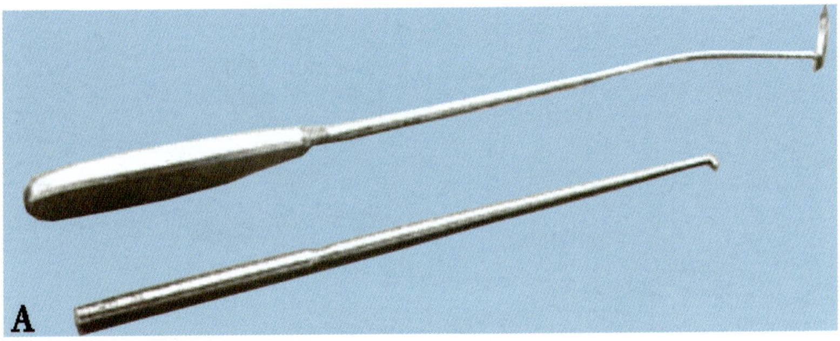

■ 图3-4 长柄Deschamps缝合器和神经拉钩

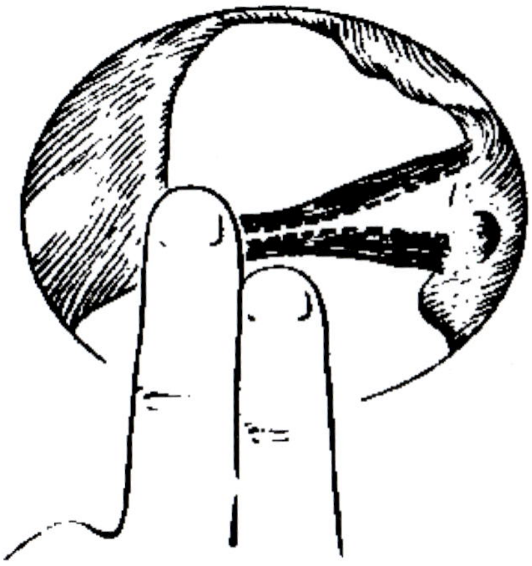

■ 图3-5 触摸骶棘韧带

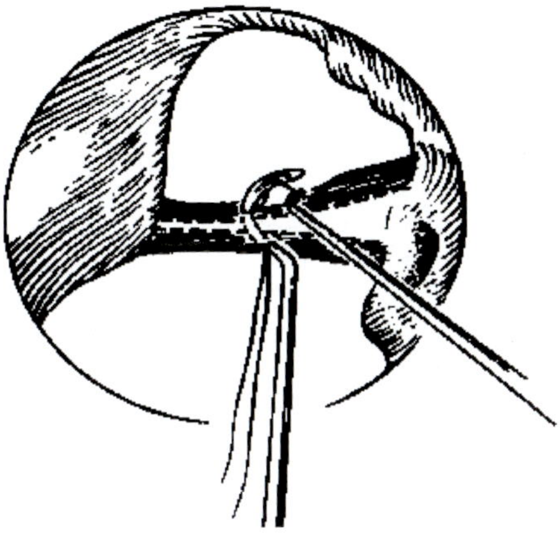

■ 图3-6 Deschamps缝合器

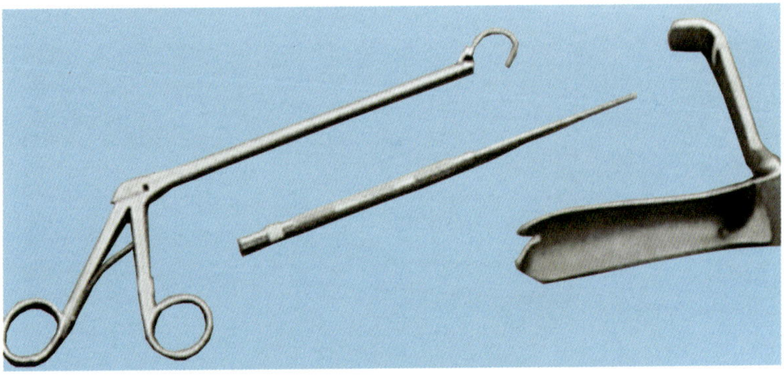

■ 图 3-7 Miya钩状缝合器，缝线钩和有凹槽的阴道拉钩

Orhan Sey Aksakal 于 2007 年使用一种新型的缝合器（图 3-9、3-10），比 Deschamps 缝合器更快，进针和钩出缝线更安全，避免了牵引器的使用，并且降低了血管和神经损伤的概率。

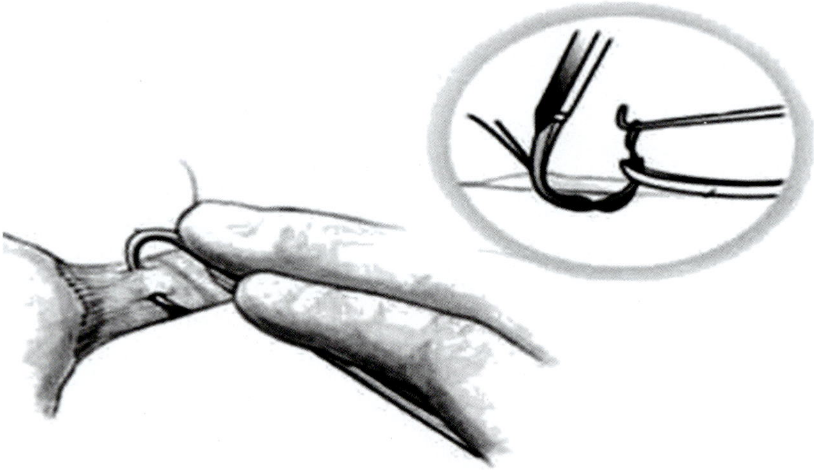

■ 图3-8 Miya钩穿刺示意图

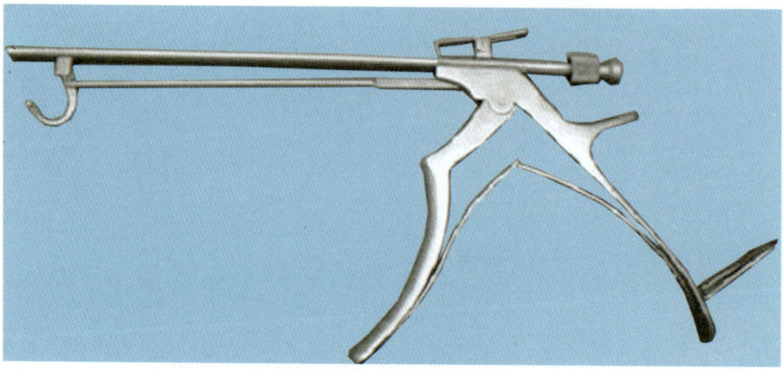

■ 图3-9 新型缝合器

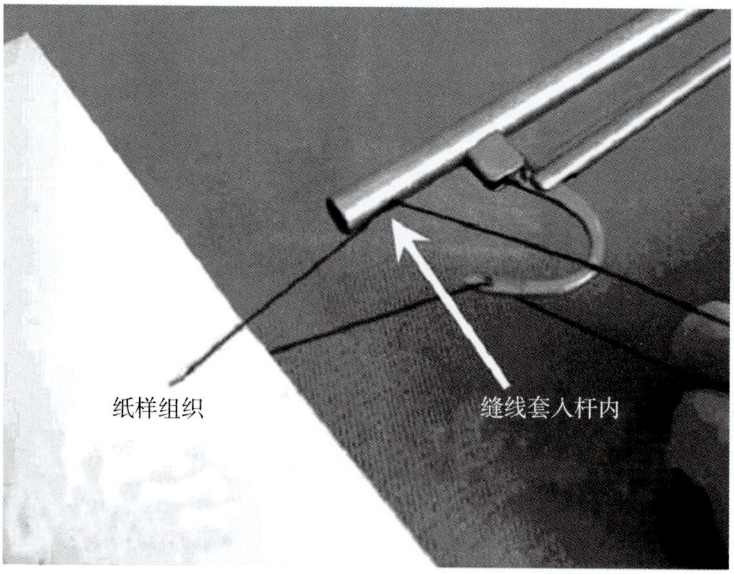

■ 图3-10 新型缝合器示例

六、手术要点及术后注意事项

1．术前应将脱垂的阴道顶部推向骶棘韧带，然后嘱患者行 Valsalva 动作，观察阴道前后壁脱垂是否消失，有助于决定是否同时修补阴道前壁和纠正膀胱脱垂或直肠脱垂。

2．骶棘韧带周围有直肠和丰富的血管神经，术中有血管神经损伤和直肠周围血肿的可能，操作不当可以有直肠穿孔、阴部内动脉出血、骶丛血管损伤、坐骨神经和阴部神经损伤等并发症发生。在切开阴道黏膜前，在阴道后壁直肠旁与盆壁间隙之间注入肾上腺素生理盐水，形成水垫后分离其间隙，可以更好地暴露骶棘韧带并明显减少术中出血。

3．经阴道后壁的直肠膈分离暴露骶棘韧带时，应采用钝性分离的方法，不应用锐器分离，其分离方向也应与阴道长轴垂直为宜，以避免神经的损伤。

4．缝合骶棘韧带前应先用组织钳将其钳夹、牵拉来感受紧张度，以确认是否为骶棘韧带，避免将缝线未缝合到骶棘韧带而仅仅缝合在周围筋膜组织上。

5．缝合骶棘韧带时进针的深浅、距离要合适。缝合过深，可能会损伤坐骨神经和血管，造成术后一侧大腿疼痛、行走异常和术中大出血等；缝合过浅，则强度不够，容易发生撕裂，导致手术失败。一般缝合厚度在 5 ~ 8mm 为宜。常规缝合 2 针，以增加其接触面，达到加强其支撑的效果，必要时（缝合后牵拉活动度大时）加缝 1 针。

6．在手术中要特别注意对阴道结构及其周围组织、筋膜和韧带的保护和恢复，缝合时不能过度牵拉阴道，对于较年轻的患者，要尽量保持其正常的轴向和足够的长度，以免术后发生性交困难。

7．应避免将阴道顶端向前固定以防止阴道后壁上段暴露在腹腔内压力下而增加肠膨出的危险。如果阴道穹窿过宽，可行双侧骶棘韧带固定术。

8．术后应常规使用抗生素预防感染，密切观察患者，重视患者主诉，及早发现出血、直肠损伤等并发症。

七、手术并发症

解剖发现，阴部神经、血管就在坐骨棘内侧骶棘韧带后方走行，其上方还包括臀下血管和髂内静脉丛等丰富的血管网络。

1．会阴、臀部的疼痛或麻木　该并发症患者术后出现手术侧臀部和会阴部不同程度的疼痛最常见，发生率可高达 10% ~ 15%。可能是术中损伤了穿行骶棘韧带的小神经分支。这类神经损伤多为自限性，一般于术后 2 ~ 3 个月内逐渐自行缓解。可给予止痛、坐位时使用软垫、心理安慰等处理。

2．直肠损伤　发生率约为 0.8% ~ 2.5%。分离直肠阴道间隙、放置拉钩、缝合等是引起直肠损伤的常见步骤。术中应常规行直肠指检，如果怀疑直肠损伤，应行亚甲蓝实验。对于已经明确的直肠损伤，可以直接缝合创面，再次行亚甲蓝试验，证实创面是否已经闭合。术后无渣饮食。直肠损伤若能及时发现、及时处理，术后多无后遗症。

3．出血及血肿形成　发生率约为 0.4%。出血部位可能来自臀下动静脉、髂内静脉丛及阴部内动静脉。术中若发现直肠侧窝出血可用纱条局部压迫，压迫后仍有出血则应缝合止血，对于无法缝合的部位，应延长压迫时间，并且静脉使用止血药。缝合骶棘韧带时进针的深浅、距离要控制好，以避免损伤阴部血管导致出血。

4．神经损伤　发生率较低。骶棘韧带邻近阴部管的阴部内神经和坐骨神经，术中缝合时可能会引起这些神经的损伤。一般为部分性损伤。若患者出现术侧臀部疼痛、下肢行走异常、足背背屈无力、感觉异常等情况，应高度怀疑坐骨神经损伤，再次手术拆除缝线。因此，缝合骶棘韧带时应选择距离坐骨棘 2.5cm 处，以避免神经的损伤。

5．压力性尿失禁、尿急迫等泌尿问题　发生率约为 2.9%。可能由于手术固定阴道顶端后过度牵拉改变了膀胱颈的角度所致。

6．术后新发的膀胱膨出　发生率文献报道为 13%。大多数无临床症状，多见于术前即有轻度膀胱膨出而手术未同时行阴道前壁修补的患者。若无排尿改变，仅检查发现膀胱膨出，可不予以特殊处理。

7．性交不适　发生率为 9%。可能由于手术改变了阴道轴以及阴道深度所致。缝合时尽量保持阴道正常的轴线，切勿牵拉过度。

8.其他　罕见的并发症包括大便失禁、坐骨直肠窝脓肿、会阴坏死性感染等。

八、手术经验荟萃

1．掌握好手术适应证与禁忌证，选择最适合患者的手术方式很重要。阴道顶端脱垂是子宫切除术后一种严重的远期并发症，多数发生在子宫切除术后 2 ~ 13 年中。随着子宫切除术的广泛应用以及妇女预期寿命的日益延长，阴道顶端脱垂的问题日益突出，已受到国内外妇产科界的广泛关注。矫正阴道顶端脱垂的方法有很多，但尚无一种效果持久、同时又不影响患者生理及解剖功能的术式。术者如何根据患者的具体情况实施个体化治疗，使其达到最佳治疗效果，是对术者的考验。经阴道 SSLF 具有操作简单，易于掌握；局部创伤小，效果较持久；术后阴道有足够的长度，能保留阴道功能甚至可以保留子宫；悬吊后可以恢复阴道穹窿的正常解剖位置；手术时可以同时矫正尿失禁与肠膨出等优点，是首先考虑的手术途径，尤其适用于年老体弱的患者，尽管目前网片（尤其是全盆底重建手术系统）在盆底重建手术中的应用越来越广泛，报道疗效肯定，但对于无法支付昂贵耗材的患者，SSLF 仍是治疗阴道穹窿或顶端脱垂及预防穹窿脱垂的较好术式。国外较多采用 SSLF。

2．阴式骶棘韧带固定术成功的“十字”要求：

（1）体位：大腿髋关节高度屈曲，外展旋外；盆底手术视野平坦宽敞，臀部超出手术床边 5 ～ 10cm，以便后壁拉钩不被手术床沿顶住。术者视角向前下视 30°。

（2）麻醉：上达第 9 胸椎，使盆腹腔组织器官松弛易牵拉；下使肛门松弛，易拉钩暴露；通常选用蛛网膜下腔麻醉联合连续硬膜外麻醉。

（3）暴露：通常 4 人手术；充足的水平光线照明，一般不需照明拉钩；第 2、3 助手需搭台站在患者腰部两侧，以利拉钩暴露；术者坐在患者施术区域的偏右侧便于操作，第 1 助手坐在术者的左边。良好的暴露不但可以使手术顺利进行，还具有观赏性。

（4）器械：常用的骶棘韧带内缝合技术需要一些特殊的器械，目前常用的有 Deschamps 缝合器、Miya 钩、Laurus 针等，适当使用这些器械，可以让手术变得简单和安全，并且达到更好的手术效果。

（5）技巧：要正确和安全地开展这项手术，术者必须熟练掌握直肠旁和骶棘韧带及其周围组织的解剖，并且在操作的每一个步骤中都要小心谨慎，了解术中的注意事项（详见手术操作方法和技巧）。

3．单侧固定还是双侧固定，左侧固定还是右侧固定的问题。目前有报道双侧固定（图 3-11）可使阴道顶端固定得更牢固匀称，主要用于复发性阴道顶端脱垂或希望维持宽阴道的女性，但尚无证据表明双侧 SSLF 比单侧更有效，且双侧理论上可能增加副损伤的机会。因大多数人习惯用右手，加之左侧有乙状结肠，所以多数选用右侧 SSLF。

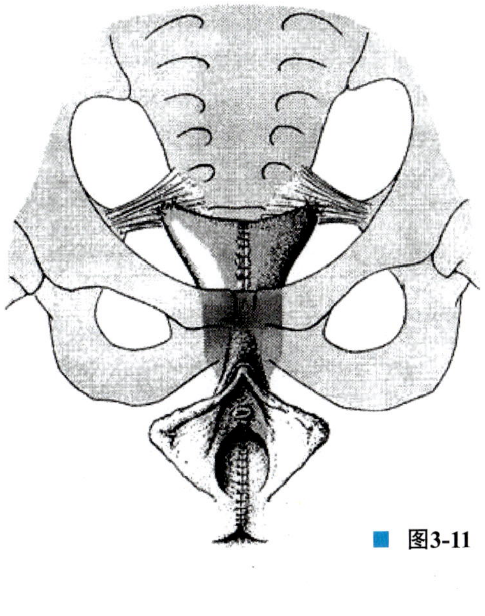

图3-11　双侧骶棘韧带固定

4．使用不可吸收线还是可吸收线的问题。缝合阴道顶端时，有两种办法，应根据具体情况，选择最合适的一种。第一种方法是使用不可吸收线（建议 1 号丝线），首先将阴道顶端牵拉到骶棘韧带表面，当缝线穿过韧带后，在线的一端穿针，穿过阴道顶端黏膜层下的全层纤维肌层，打单结固定，线的另一端游离作为牵引线（图 3-12）。收紧牵引线，使阴道固定于韧带水平。目前国内外大部分术者都是使用此法。

对于阴道壁较薄或者阴道足够长时，可以使用另一种手术方式。在这种术式中，缝线的每端都需要穿过阴道壁（图 3-13），由于阴道内有方结，建议使用延迟可吸收线（推荐 0 号延迟可吸收线）。结扎阴道穹窿悬吊线后，阴道顶端就提升至骶棘韧带水平。值得注意的是，阴道一定要与韧带相连，不能有缝线“桥”的存在，尤其在使用延迟可吸收线时。因此应行直肠指检检查缝线与骶棘韧带之间是否有缝线“桥”的存在。由于缝线在吸收的过程中可能导致手术的失败，仅少数术者选择此法。

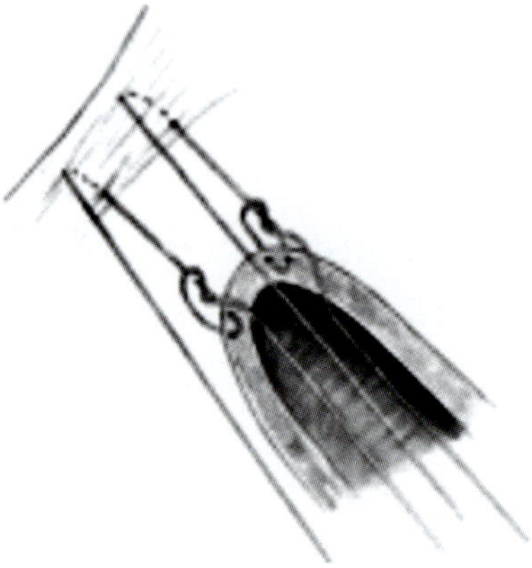

■ **图3-12　使用不可吸收线Pulley缝合**

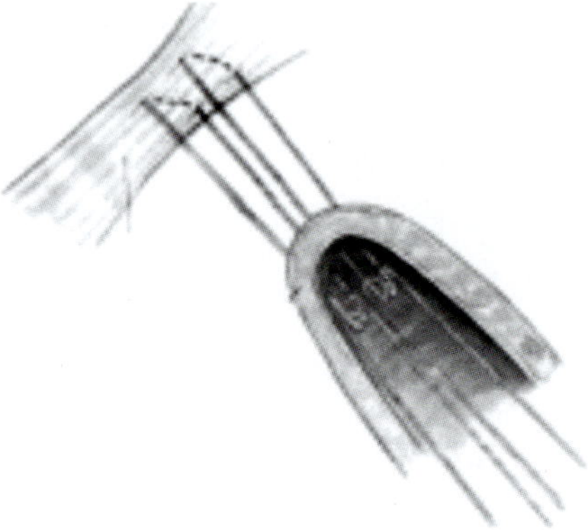

■ **图3-13　使用延迟可吸收线，缝线穿过阴道黏膜，在阴道内打结**

（罗　新　陈永连）

参考文献

1. Cruikshank SH，Muniz M．Outcomes study：a comparison of cure rates in 695 patients undergoing sacrospinous ligament fixation alone and with other site-specific procedures：a 16 -year study．Am J Obstet Gynecol，2003，188（6）：1509.
2. David-Montefiore E，Barranger E，Dubermard G，et al．Functional results and quality-of-life after bilateral sacrospinous ligament fixation for genital prolapse．Eur J Obstet Gynecol Reprod Biol，2007，132（2）：209-213.

3. Pollak J，Takacs P，Medina C. Complications of three sacrospinous ligament fixation techniques. International Journal Of Gynaecology And Obstetrics：The Official Organ Of The International Federation Of Gynaecology And Obstetrics，2007，99（1）：18-22.
4. 朱兰，郎景和. 女性骨盆学. 北京：人民卫生出版社，2008.
5. Beera M，Kuhnb A. Surgical techniques for vault prolapse：a review of the literature . Eur J Obstet Gynecol Reprod Biol，2005，119（2）：144-155.
6. 罗新. 女性盆底重建外科手术面面观. 中华妇幼临床医学杂志，2007，3（2）：61-64.
7. 王晓玉，罗新，帅翰林，等. 女性盆腔器官脱垂 Prolift 网片盆底重建术. 中国实用妇科与产科杂志，2008，24（12）：952-954.
8. 罗新. 阴式子宫手术的历史地位及现实地位. 实用妇产科杂志，2007，23（1）：1-3.
9. 鲁永鲜. 女性盆底结构重建术的现状. 实用妇产科杂志，2005，21（3）：135-137.
10. 王建六主译，Mark D. Walters，Mickey M. Karram 原著. 妇科泌尿学与盆底重建外科. 3 版. 北京：人民卫生出版社，2008.
11. Orhan Sey Aksakal. Comparison of a new technique with deschamps ligature carrier for sacrospinous ligament fixation. Arch Gynecol Obstet，2007，276：591-594.

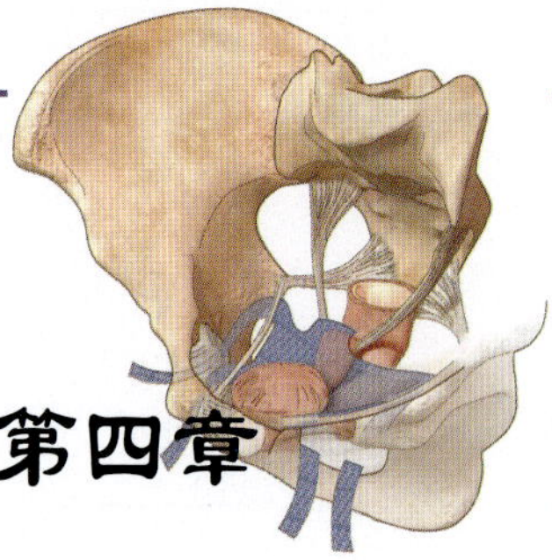

第四章 髂尾肌筋膜悬吊术

髂尾肌筋膜悬吊术是将阴道残端悬吊于坐骨棘前方的髂尾肌筋膜上，即坐骨棘的前下方1cm处。1963年Inmon首次描述了髂尾肌筋膜阴道悬吊术。髂尾肌筋膜位于坐骨棘前方、直肠侧旁经阴道后壁的中线切口，经腹膜外朝坐骨棘方向分离即可到达。由于其周围没有重要的结构，手术不易引起副损伤，多数学者提倡双侧髂尾肌筋膜悬吊。其手术效果有报道与骶棘韧带固定术（SSLF）相当，仅术后阴道深度略短于SSLF，但可以减少SSLF术后阴道前壁膨出的发生率。

一、相关解剖

1．髂尾肌（iliococcygeus）及髂尾肌筋膜　盆膈肌肉包括髂尾肌、耻尾肌、耻骨直肠肌和尾骨肌。这些肌肉都由肌肉的上筋膜和肌肉的下筋膜覆盖，上下筋膜和盆膈肌肉构成一个整体，称作盆膈（表4-1）。髂尾肌位于骨盆的后外侧部，宽而薄，厚度约3mm，通常认为该肌起于坐骨棘盆面及肛提肌腱弓的全长，但有学者

表4-1　盆底肌及其作用

名称		起点	止点	作用	神经支配
	耻骨阴道肌	耻骨盆面、肛提肌腱弓前部	女性尿道、阴道及会阴中心腱	组成盆膈，增强盆底，承托脏器	
肛提肌	耻骨直肠肌	耻骨盆面、肛提肌腱弓前部	肛管侧壁、后壁及会阴中心腱	同上	肛神经及会阴神经
	耻尾肌	耻骨盆面、肛提肌腱弓中部	骶、尾骨侧缘及肛尾韧带	同上	$S_2 \sim S_4$
	髂尾肌	肛提肌腱弓后部、坐骨棘盆面	尾骨肌骶骨下部的侧缘	同上	
尾骨肌		坐骨棘盆面		同上	骶神经前支S_4、S_5

发现只起自肛提肌腱弓的后半部。肛提肌腱弓在肛提肌附着处以上，位于闭孔筋膜上部，由闭孔筋膜、肛提肌筋膜及肛提肌起始端退化的纤维共同体组成。从此宽阔的起点，髂尾肌纤维行向内、下、后方，在直肠后方穿过并进入尾骨间隙中线和尾骨，其后部纤维止于尾骨的侧缘、尾骨尖和肛尾韧带（anococcygeal ligament）（图4-1）。盆膈上筋膜附着在髂尾肌上的部分称为髂尾肌筋膜。盆膈上筋膜是盆壁筋膜向下的延续，覆盖于肛提肌和尾骨肌上面，前方附着于耻骨体盆面，并向两侧延伸越过耻骨上支，在耻骨下缘上方约2cm处与闭孔筋膜融合，并继续沿一条不规则的线到达坐骨棘。盆筋膜腱弓位于肛提肌腱弓的稍下方，它是盆膈上筋膜从耻骨联合弓行向后，走向坐骨棘增厚的筋膜纤维束，其内侧上的附着为耻骨膀胱韧带，左右成对，也称为白线（图4-2）。

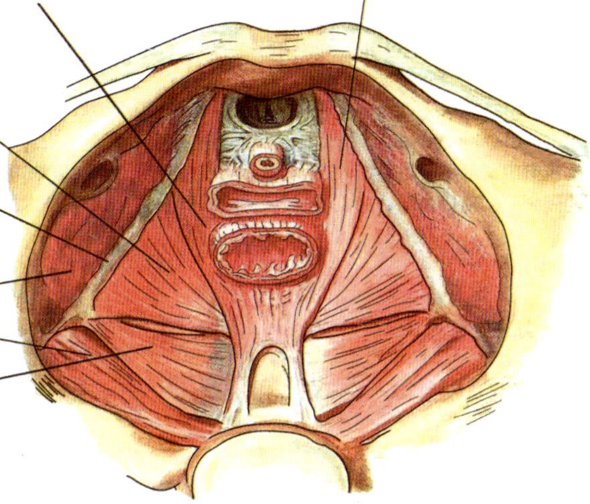

■ 图4-1　盆底肌

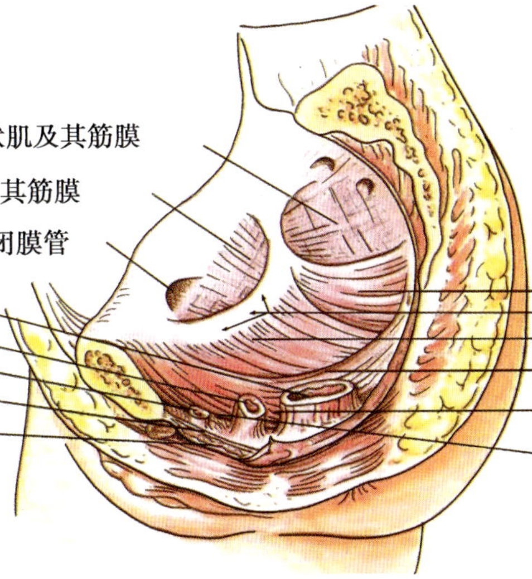

■ 图4-2　盆底肌及筋膜

2．毗邻解剖

（1）阴道筋膜和附着组织：阴道上 1/3 段通过主韧带的向下延伸而悬吊在盆腔内。在盆腔内，阴道前方是膀胱阴道间隙，其后方是道格拉斯窝。阴道中间 1/3 段通过盆筋膜腱弓附着于盆壁。盆筋膜腱弓是闭孔肌筋膜和肛提肌筋膜增厚而形成。它代表阴道外膜侧方的附着组织。盆筋膜腱弓上段附着于宫颈和主韧带，下段通过会阴隔膜附着于耻骨，并在盆腔内悬吊阴道前壁。阴道外膜前方的结缔组织和附着组织形成一层耻骨宫颈筋膜。在后外侧，阴道在盆膈和耻骨上方通过直肠阴道隔（Denonvilliers 筋膜）附着于盆腔内筋膜的顶部。直肠阴道隔上端与道格拉斯窝处的腹膜相连，下端与会阴体相连。直肠阴道隔下端附着于会阴体，能起到支托会阴体的作用，直肠阴道隔紧贴在阴道后壁及直肠阴道间隙前方。阴道下 1/3 段与周围组织连接紧密。在前方，它通过会阴隔膜附着在耻骨上。在后方，它和会阴体相互融合。在两侧与肛提肌中间部分黏附在一起。阴道结缔组织在此处最强大。

（2）直肠阴道间隙：直肠阴道间隙位于阴道的背侧面，起自处女膜环上方约 2 ~ 3cm 处的会阴体顶端，向下延伸至道格拉斯窝，两侧为直肠，附着于直肠阴道隔至盆内筋膜顶端。此间隙内为疏松状组织，因此用手指也很容易暴露。在宫颈平面水平，主韧带和宫骶韧带的一些纤维混合后，在阴道后方向下延伸，连接于直肠侧壁，然后到达骶骨。这些纤维称作直肠柱。此处直肠柱将直肠阴道间隙与外侧直肠周围间隙相隔开。

二、手术适应证

1．Ⅱ、Ⅲ度子宫脱垂，重度阴道前后壁脱垂及穹窿部脱垂的患者。

2．尤其适合于子宫脱垂同时伴有主韧带、骶韧带松弛，骶棘韧带无法接近或经阴道骶前悬吊困难的年老体弱的患者。

三、手术禁忌证

1．阴道炎、阴道黏膜溃疡等生殖道急性感染者。

2．阴道狭窄。

3．严重内科合并症不能耐受手术者。

4．下肢活动受限如股骨头坏死等导致下肢不能外展者。

四、术前准备

1．手术前 2 周阴道黏膜涂抹雌激素软膏，每日 1 次，增加阴道黏膜的厚度和弹性。有阴道黏膜溃疡者，延长应用时间至愈合后方可手术。

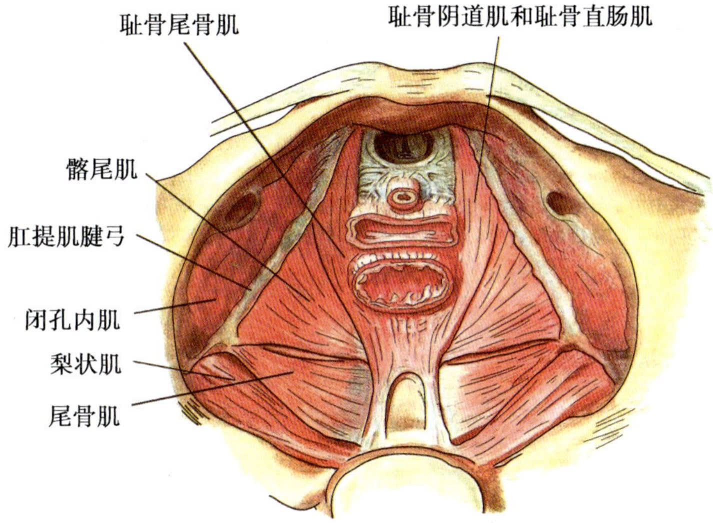

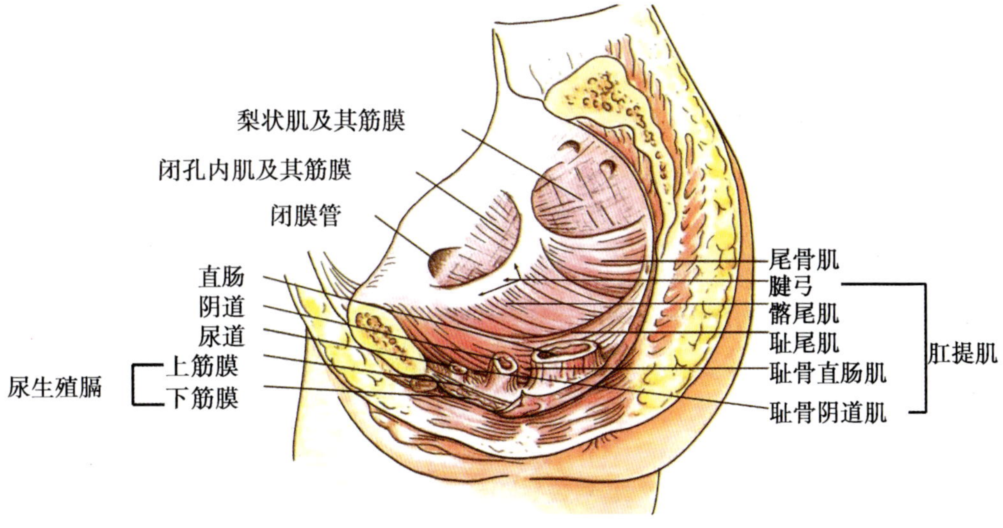

2．手术前3天左右可用碘伏棉球擦洗清洁阴道。

3．手术前1天晚上及当天早晨灌肠进行肠道准备。

4．告知患者手术类型、手术方法、可能出现的术中并发症以及术后解剖及功能改善状况。盆底修复手术是一种基于解剖恢复达到功能恢复的手术，患者有一定的期望值，术前应取得患者的知情同意。

五、手术操作方法和技巧

1．麻醉方式多选用蛛网膜下腔硬膜外联合麻醉，有严重内外科合并症患者，可选择气管内插管全身麻醉。

2．患者取膀胱截石位，常规会阴部消毒后铺手术巾。

3．再次消毒阴道、宫颈，导尿。

4．进一步探查了解麻醉状态下盆腔缺陷部位及程度，一般情况下行经阴道全子宫切除术。

5．“水垫”分离后，经阴道后壁中线切口，切开阴道壁全层（保留子宫者，切口顶端达宫颈后唇骶韧带附着处；子宫已经切除者，切口顶端达穹窿最远端），进入直肠阴道隔，按解剖位置进入黏膜下疏松间隙进行分离可减少出血。

6．手术者用右手示指和中指沿着患者右侧盆壁由外向内朝坐骨棘方向分离，清楚触摸坐骨棘及白线，采用头端装置有照明设备的拉钩，充分暴露和显示坐骨棘下1cm区域范围，此处为缝合点。髂尾肌筋膜悬吊术缝合点即坐骨棘前下方1cm（白色方框）的深部，有阴部内血管及阴部神经（图4-3）。

7．用长持针器夹持小胖圆针（直径约1cm），最好是两端都有缝针的不可吸收线，一端缝合髂尾肌筋膜，另一端横向缝合在骶韧带宫颈附着处；全子宫切除术后的患者，另一端缝合在阴道壁断端（不可穿透黏膜表面），此断端应该为阴道壁和骶韧带、主韧带复合物。

8．关闭阴道后壁黏膜，重建会阴体。

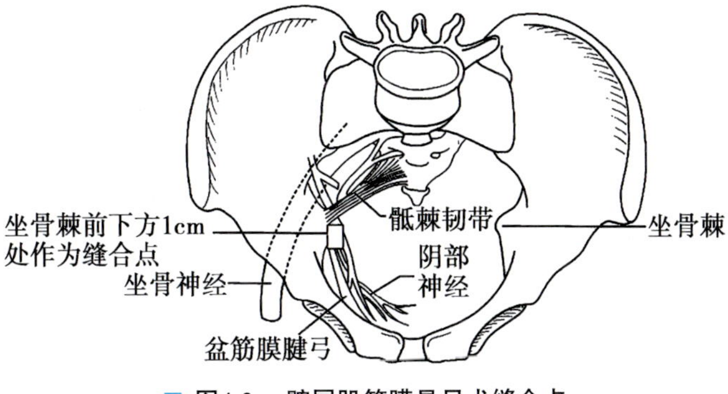

图4-3　髂尾肌筋膜悬吊术缝合点

六、手术注意事项

髂尾肌筋膜悬吊术手术方法简单，缝合部位无重要的脏器和主要血管，易于掌握。但是术中如果暴露不清楚，或者解剖位置不了解也有损伤膀胱和直肠的报道。Peters 等将阴道固定于尾骨肌筋膜和髂尾肌筋膜上，2 年成功率为 96%。

1．切开阴道黏膜时一定要按解剖位置进入黏膜下疏松间隙，可以减少出血。分离间隙时，可以从阴道的中 1/3 以上开始，往上分离，因为从解剖结构我们可以了解，阴道下 1/3 与周围组织连接紧密。

2．如果不慎分离进入到主韧带位置，会引起大量出血。尤其是子宫切除术后，骶主韧带复合体往往和子宫动脉残段缝合在一起，其解剖位置因手术切除子宫后而有所改变，分离阴道黏膜更需仔细。

3．充分暴露盆腔手术视野，以坐骨棘为中心，缝合处上缘为骶棘韧带，其表面覆盖尾骨肌；一侧边界为白线，白线上端即为坐骨棘；另一侧边界为直肠。尽量采用头端装置有照明设备的拉钩，可以直视下进行缝合。

4．手术野出血影响手术操作时，可以用纱布裹住侧拉钩暴露手术野，既能够拉开结缔组织，纱布又能压迫组织及时止血，避免反复用吸引管吸血，遮挡视野。

5. 适当掌握缝合深度，髂尾肌约 3mm 厚度，缝合太深，可能伤其后方阴部管，引起大出血，导致术后会阴部血肿。

6．用两把持针器进行缝合的操作。术者缝合髂尾肌筋膜后，不要急于拔针，助手用另一把针持固定缝针后，术者才能松开所用针持，由助手拔出缝针，防止缝针脱落、断裂在盆腔深处。

七、手术并发症

髂尾肌筋膜悬吊术的并发症包括出血（需要输血概率为 2%）、膀胱和直肠损伤（1%）。文献报道髂尾肌筋膜悬吊术手术后复发率约为 14%。

八、手术经验荟萃

1．髂尾肌筋膜悬吊术的优点

（1）髂尾肌筋膜本身坚硬无弹性、无伸展性，不会因为牵拉而松弛延长，导致组织膨出复发。

（2）髂尾肌筋膜位于坐骨棘前外侧，术中易于暴露和触摸，其缝合点位于正常宫颈水平，悬吊后可以恢复宫颈正常位置。

（3）术后有理想的阴道长度。

（4）周围无重要的脏器及主要的血管，损伤小。

（5）无须辅助特殊器械，手术方法简单、易于掌握。有学者比较了髂尾肌筋膜悬吊术与骶棘韧带悬吊术发现，前者手术更为简单、易于掌握，对阴部神经和血管的损伤以及术后疼痛的概率较少，而术后阴道前壁脱垂的复发率无显著差异。

2．髂尾肌筋膜悬吊术与阴道后壁桥式缝合术相结合，应用于阴道后壁重度脱垂时疗效更确切。缝合后壁黏膜“桥”后，可以直接将“桥”的上端与一侧或两侧的髂尾肌筋膜缝合，然后关闭阴道黏膜，对长期便秘的患者尤为适宜。

3．实施双侧髂尾肌筋膜悬吊术时，双侧缝线打结过程中，助手一定要用示指在肛门内引导，避免打结过紧导致术后盆底牵拉不适。是否影响排便还有待于进一步临床随访。

（谢静燕）

参考文献

1．Weber Amand，Richter HE.Pelvic organ prolapse. Obstet Gynecol，2005，106：615-634.

2．Koyama M，Yoshida S，Koyama S，et al. Surgical reinforcement of support for the vaginal in pelvic organ prolapse：concurrent iliococcygeus fasicia colpopexy（inmon technique）. Int Urogynecal J Pelvic Floor Dysfunct，2005，16：197-202.

3．Shull BL，Capen CV，Riggs MW，et al. Bilateral attachment ofthe vaginal cuff to iliococcygens fascia：an efective method of cuff suspension. Am J Obstet Gynecol，1993，168（6 Pt 1）：1669-1677.

4．Maher CF，Murray CJ，Carey MP，et al. Iliococcygeus or sacrospinous fixation for vaginal vault prolapse. Obstet Gynecol，2001，98（1）：40-44.

5．PetersWA，C，hnstensofl ML. Fixation of the vaginal apex to the coccygeus fascia during repair of vaginal vault eversion with enterocele. Am J obstet Gynecol，1995，172（6）：1894-1902.

6．张庆霞，朱兰. 中盆腔缺陷的手术治疗. 实用妇产科杂志，2008，5（24）：276.

7．Carey MP. Pelvic floor disorders symposium：Pelvic Organ Prolapse. Australian & New Zealand Continence Journal，2003，9（2）：37-44.

8．朱兰，郎景和. 女性盆底学. 北京：人民卫生出版社，2007.

9．铁林迪. 妇科手术学. 山东：山东科学技术出版社，1986.

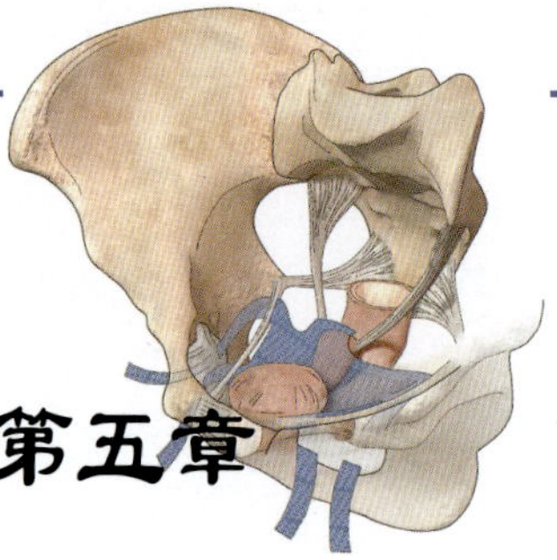

第五章 全盆底重建术

全盆底重建术（pelvic floor repair systems，PROLIFT）由9名法国妇科医生从2000年开始经3年的研究后形成，并于2004年在全球推广。Prolift盆底重建术可按前、中、后进一步分为前盆底Prolift、后盆底Prolift和全盆底Prolift。目前，全球使用Prolift盆底修复系统的病例数已达十多万例。已发表的文献结果显示，Prolift盆底重建术使盆底重建手术简单化、标准化，对于重度盆底器官脱垂患者的治疗成功率高、安全、并发症少。

一、相关解剖

1．穿刺路径共三对（6个）

第一对：皮肤上穿刺点：平尿道口水平摸到耻骨下支粗隆处外1cm处（图5-1、5-2）

盆底内悬吊点：白线（盆筋膜腱弓）上距离耻骨弓下缘1cm处（图5-3）

第二对：皮肤上穿刺点：在第一个穿刺点外1cm，下2cm处（图5-1、5-2）

盆底内悬吊点：白线（盆筋膜腱弓）上距离坐骨棘1cm处（图5-3）

第三对：皮肤上穿刺点：在肛门水平外3cm，再下3cm处（图5-4）

盆底内悬吊点：在骶棘韧带上距离坐骨棘1～2cm处（图5-3）

2．解剖定位标志（图5-5）

（1）坐骨棘：不论哪次穿刺，都应以坐骨棘为骨性指示标志去找盆底内部的悬吊点。

（2）白线（盆筋膜腱弓，也称肛提肌腱弓）：坐骨棘和耻骨弓下缘之间的连线，肛提肌和闭孔内肌之间的腱性组织。截石位时大约呈垂直走行。

（3）骶棘韧带：坐骨棘与骶骨之间的韧带，扇形走行，内侧有尾骨肌覆盖其上。

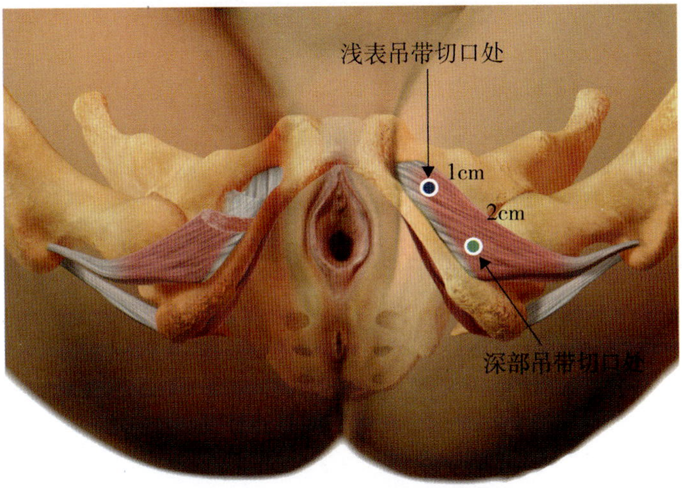

■ 图5-1　阴道前壁修补吊带切口

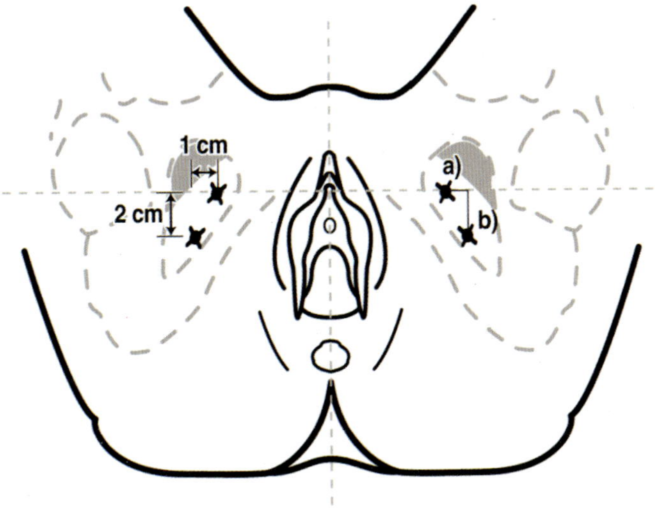

■ 图5-2　阴道前壁修补吊带皮肤切口

3．解剖穿刺层次

(1) 第一点依次为：皮肤、皮下、阔筋膜、短收肌、大收肌、闭孔外肌、闭孔膜、闭孔内肌、白线（肛提肌腱弓）。

(2) 第二点依次为：皮肤、皮下、阔筋膜、大收肌、闭孔外肌、闭孔膜、闭孔内肌、白线（肛提肌腱弓）。

(3) 第三点依次为：皮肤、皮下、浅筋膜、骶棘韧带、尾骨肌（路径：在肛提肌下面、骶结节韧带前方直向进针直至骶棘韧带）。

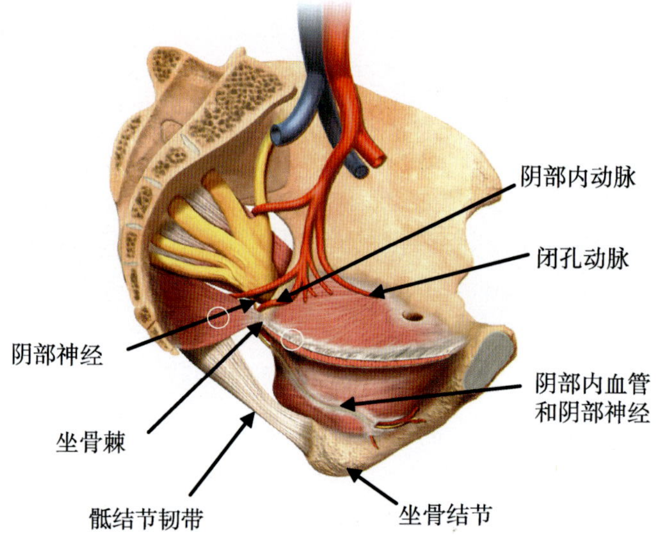

■ 图5-3 盆腔内悬吊点

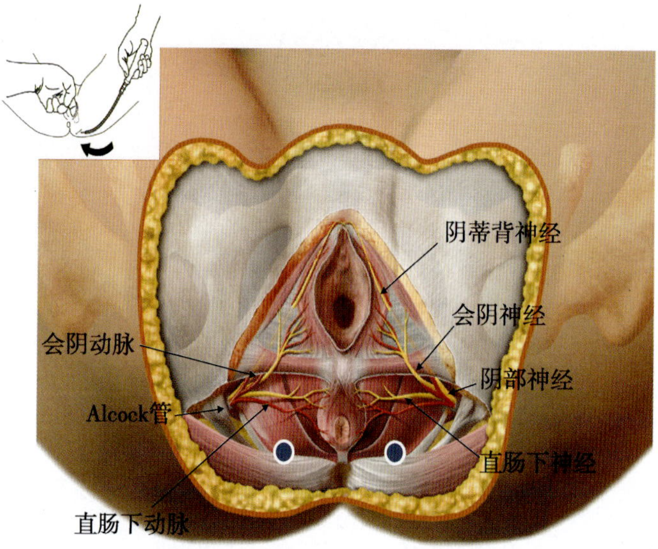

■ 图5-4 阴道后壁修补吊带切口

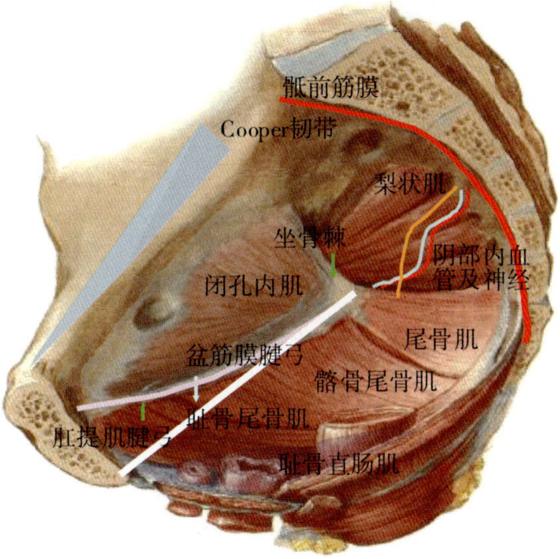

■ 图5-5　骨盆内肌肉解剖

二、手术适应证

GYNECARE PROLIFT 全盆底、前壁以及后壁盆底修补系统，适用于增强组织结构，确保骨盆底筋膜结构的稳定，以治疗阴道壁脱垂。它既可以用作筋膜缺损的机械支撑，也可以用作缺损部位的填充材料。临床适应证如下：

1．前次盆底修复手术后复发病例。

2．穹窿脱垂。

3．重度膀胱膨出。

4．高位阴道后壁膨出。

5．POP 分期子宫Ⅲ度以上脱垂。

6．有复发高危因素的盆腔器官脱垂患者。

三、手术禁忌证

1．GYNECARE GYNEMESH™ PS 网片不应用于婴儿、儿童、孕妇、计划将来要怀孕的妇女，因为网片不会随着患者的生长而明显伸展。

2．GYNECARE PROLIFT™ 系统不应用于阴道、子宫颈、子宫存在活动性或潜伏性感染以及癌症的患者。

3．对于免疫系统受损的患者或有其他影响伤口愈合情况的患者，应该仔细权衡使用本产品的利弊。

四、术前准备

1．绝经后阴道上皮萎缩明显的妇女，术前建议阴道局部使用雌激素软膏或胶囊1周以上。如雌三醇（欧维亭）0.5g/d，结合雌激素软膏如0.5～1.0g/d倍美力阴道膏剂，更宝芬胶囊10mg/d。

2．对于正在使用抗凝血剂的患者，术前必须慎重处理她们的抗凝血治疗。

3．有条件者行尿动力学检查，了解膀胱及尿道功能，除外隐匿性压力性尿失禁存在。

4．对于Ⅲ～Ⅳ期严重器官膨出患者，建议术前使用1周以上的子宫托，减少盆腔脱垂器官充血，以减少术中出血。同时可能能发现合并存在的隐匿性压力性尿失禁等症状。

五、手术操作方法及技巧

GYNECARE PROLIFT™ 系统的组件包括预裁剪的 GYNECARE GYNEMESH PS 植体和一套仪器（导引器、导管以及回取装置），以协助放置网片植体。导引器：是供穿通组织通路以植入网片，并帮助导管置入的一次性使用装置。导管：是与导引器一起使用，以便放入固定带并保护周围组织的一次性使用装置。回取装置：是帮助网片固定带植入的一次性使用装置（图5-6～图5-9）。

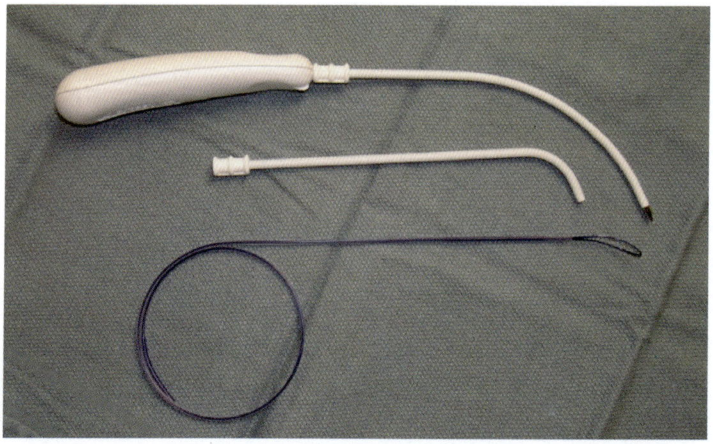

■ 图5-6　导杆/套管/回收装置

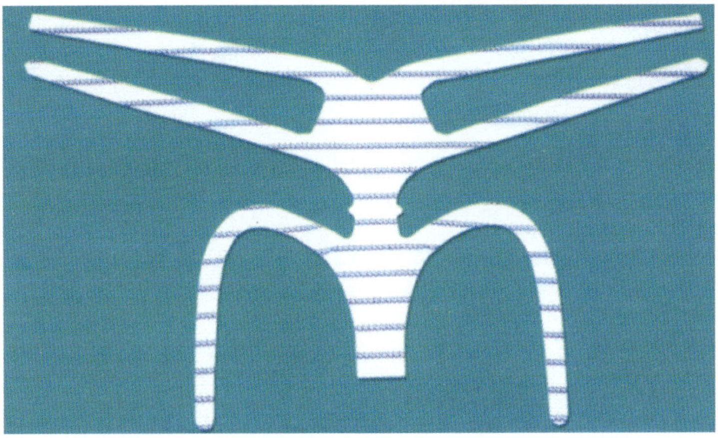

■ 图5-7 PROLIFT GYNEMESH 整体修复植入物

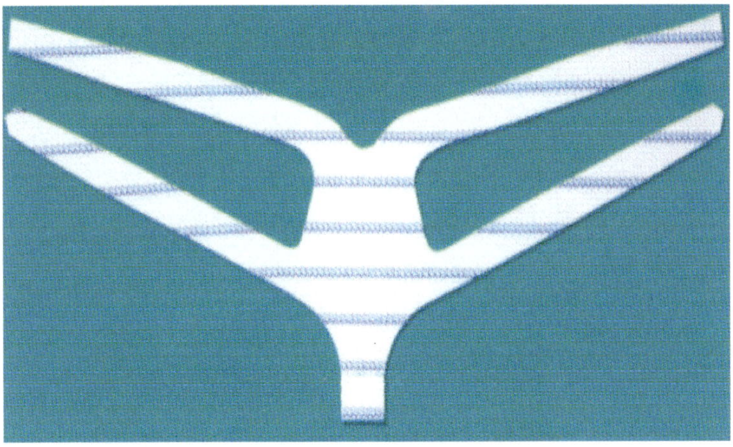

■ 图5-8 PROLIFT GYNEMESH 前部修复植入物

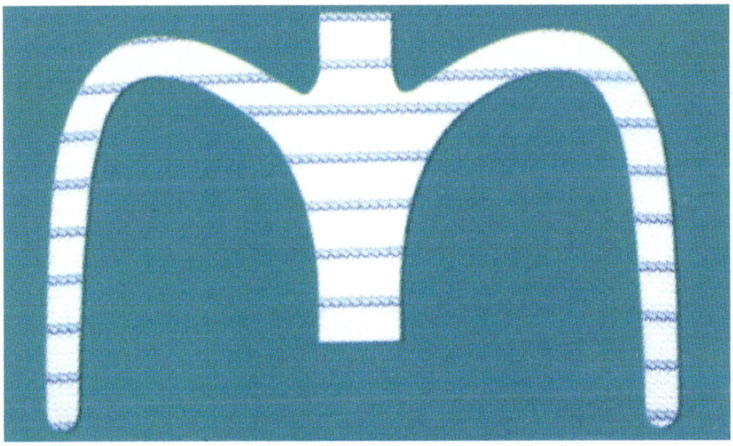

■ 图5-9 PROLIFT GYNEMESH 后部修复植入物

（一）保留子宫的阴道前壁修补

1．患者应置于膀胱截石位，其大腿屈曲，根部与手术台面呈 90° 角。麻醉后再次评价盆底各部位组织缺陷及程度。

2．水分离阴道前壁　阴道壁上夹持两把 Allis 钳，一把位于离尿道外口约 4cm 处，另一把位于阴道前壁膨出最低点。在膀胱阴道间隙进行水分离术，其目的一是便于进入真正的膀胱阴道间隙，一进入间隙，操作者就很容易进一步充分分离骨盆侧壁及后壁，直至坐骨棘。第二个目的是更好地止血。水分离时每个间隙注射至少 40ml 液体，如 60ml 丁哌卡因稀释于 60ml 生理盐水中，或 1：200 000 肾上腺素生理盐水（高血压及器质性心脏病患者禁用）。

3．阴道前壁切开分离　用手术刀切开阴道上皮全层进入膀胱阴道间隙，用 Allis 钳夹阴道壁切缘，锐性剥离继续扩大间隙，让胡文筋膜即耻骨宫颈筋膜留在阴道壁内。再用手指继续分离膀胱阴道间隙，直至两侧的盆侧闭孔内肌和坐骨棘。从宫颈周围环前路把膀胱锐性分离和分开，在宫颈分离而缝合一根不可吸收线。

4．前路网片放置穿刺点定位　在放入前路移植物之前，要切开四个前路皮肤切口。在每一侧尿道外口水平，闭孔前内侧缘（位于尿道水平耻骨下支和耻骨体连接处的皮肤上，可以将拇指置于皮肤上，示指置于阴道内侧进行触摸定位）作一 4mm 皮肤切口。该切口为浅网带通过路径。在两侧大腿内侧，在第一皮肤切口外侧 1cm 和下方 2cm 处，切开第二个 4mm 皮肤切口。第二切口为深网带通过路径。

5．第一个点穿刺　在放置 PROLIFT 盆底修补系统的不可吸收网片进行前壁修补时，左右两侧分别有两根固定带需要经过闭孔进行固定。固定带分深、浅前后两根。为打通 PROLIFT 导管和导引器的隧道，术者可将手指置于阴道旁间隙，在耻骨弓位置顶住闭孔内肌，以导引器械进入的途径。将带有导管的导引器伸入切口，水平穿过闭孔及闭孔膜的前内侧，沿着盆腔筋膜腱弓在距耻骨弓 1cm 处进入阴道旁间隙。在手指的导引下使导引器进入阴道。小心地退出导引器，将导管的顶端留在阴道前间隙内。将导丝穿过导管，用手指将导丝拉出阴道，固定于手术巾上以便稍后用于牵引固定带。

6．第二个点穿刺　第二个切口固定深带，隧道的方向向下朝向闭孔后外侧缘的坐骨棘。术者将手指置于阴道旁间隙的坐骨棘附近，以导引器械进入的途径。带有导管的导引器进入的途径与前面的隧道基本相似，但在向下进入的途径中不会进入股薄肌。穿刺针在距坐骨棘 1cm 的盆筋膜腱弓上穿出。小心地退出导引器，将导管的顶端留在阴道前间隙内。将导丝穿过导管，用手指将导丝拉出阴道，固定于手术巾上以便稍后用于牵引固定带。

7．放置前路修复移植物　子宫保留的患者，整个移植物被切断成前段和后段。前段放在膀胱阴道间隙里，后段放在直肠阴道间隙里。把 2 ～ 2.5cm 的方形浅网带放进回收装置圈中，慢慢拉过套管，把 2 ～ 2.5cm 的深网带的三角形端头放在回收装置圈中，慢慢拉过套管，使移植物的体部沿骨盆侧壁的盆筋膜腱弓放置。调节网带，把移植物上提，使其进入膀胱下的膀胱阴道间隙，保持网片无张力状态。现在把通过前路宫颈周环的缝线缝合到移植物上，固定缝合到位（图 5-10）。

8．关闭阴道前壁切口　采用可吸收线连续锁扣缝合阴道前壁切口。该闭合包括整层阴道上皮和耻骨宫颈筋膜，扎好缝线，用剪刀剪断。

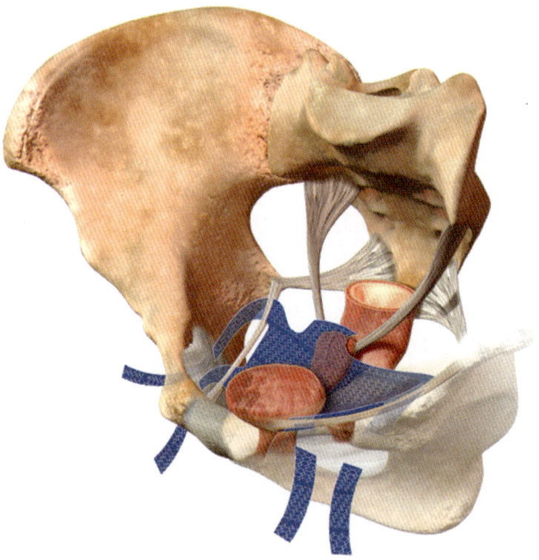

图5-10　GYNECARE PROLIFT* 前部修复系统植入物位置

（二）保留子宫的阴道后壁修补

可单独行阴道后壁修补，或在前壁修补的基础上进行后壁修补。

1．阴道后壁水分离同阴道前壁。

2．阴道后壁切开与分离　切开阴道后壁，用手指分离阴道后间隙。手指在直肠旁进行分离至坐骨棘和骶棘韧带。

3．后路穿刺点定位　在肛门侧方 3cm、下方 3cm 的臀部皮肤上作一 4mm 的皮肤切口。

4．后路穿刺　经切口放入带导管的导引器，进入皮下组织和坐骨直肠窝的脂肪组织中，术者的手指在肛提肌上方引导带导管者的导引器在肛提肌下方的坐骨直肠窝前进，直至骶棘韧带下方，在坐骨棘内侧约 2cm 处穿出进入直肠阴道间隙。小心地退出导引器将导管留在原位。将导丝穿入导管从直肠阴道间隙引出，固定在阴道外的手术巾上。

5．放置后路修复移植物　在宫颈周环后方缝一缝线，把后路移植物固定于手术野，把网带圆头放在回收装置圈中，轻轻拉出，将后段移植物定位于直肠阴道间隙，保持无张力状态（由手术医生通过触诊来确定）。把缝线固定在后段移植物后缘至宫颈周环下方。用剪刀修剪移植物远端。移植物放置就位后，采用连续锁扣缝合的方式闭合阴道后壁切口。不修剪阴道黏膜。然后结扎好缝线并剪断。用手指帮助在直肠阴道间隙里铺展后路移植物，拔去后路套管（图 5-11）。

6．再次调整整体网片张力　把手指放进阴道，最后调整移植物，然后拔除阴道前路修补各浅及深套管。平齐皮肤剪断前路网带，手术医生把手指放进阴道确认网片不受张力。接着沿皮肤齐平剪断后路网带，用拉钩展示阴道的长度和深度并检查是否有阴道出血。

7．检查直肠　确保整个移植物的后路网带未进入直肠。检查直肠后，再把填塞物放进阴道。

（三）经阴道子宫全切术加阴道前后壁修补术

先行经阴道子宫全切手术，再进行阴道前后壁修补术，手术步骤同上。网片植入后见图 5-12。

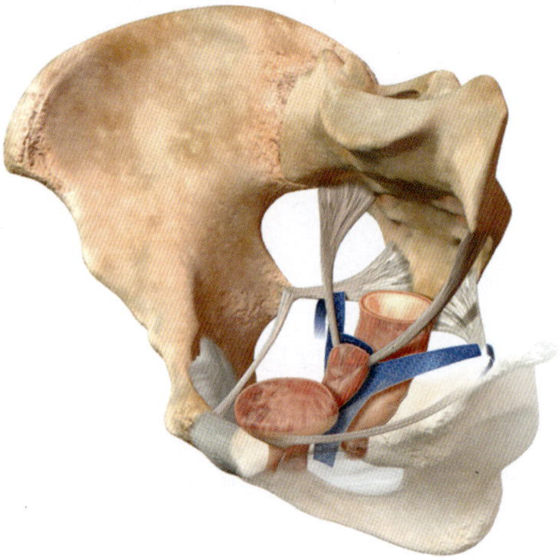

■ 图5-11　GYNECARE PROLIFT* 后部修复系统植入物位置

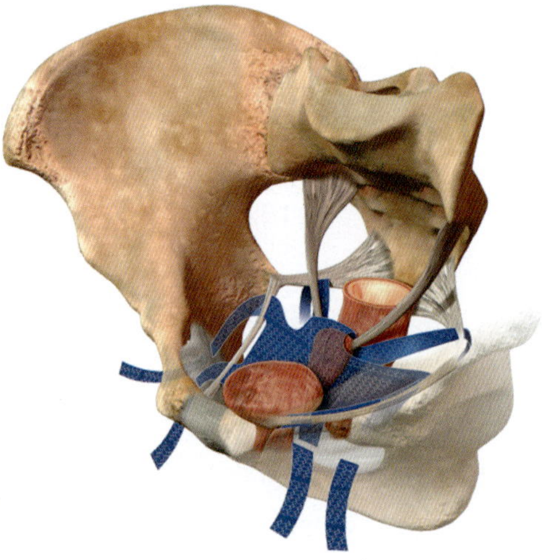

■ 图5-12　GYNECARE PROLIFT* 整体修复系统植入位置

（四）穿刺技巧

1．导引手注意

(1) 穿刺前路的第一点时可以用手指摸到坐骨棘、耻骨弓，再向上沿白线摸到白线上对应的第一个悬吊点。

(2) 穿刺前路的第二点时可以用手指摸到坐骨棘，再向上沿白线摸到白线上对应的第二个悬吊点。

(3) 穿刺后路的第三点时可以用手指摸到坐骨棘，再沿骶棘韧带向下摸到骶棘韧带上的对应悬吊点。

2．穿刺手注意

(1) 穿刺前路的第一点时穿刺针水平弧度向内直进针，指向导引手手指，到位后穿刺针手柄内旋顺弧度从盆筋膜腱弓（白线）上穿出。

(2) 穿刺前路的第二点时穿刺针也是弧度向下直进针，指向导引手手指，穿到闭孔内肌后手柄向内侧旋转，让穿刺器弧度和骨盆弧度贴合，导引手指引穿刺器到位后从白线上穿出。

(3) 穿刺后路的第三点时穿刺针弧度向上直进针，指向导引手手指，到位后穿刺针顺弧度从骶棘韧带上穿出。

（五）阴道前后壁修补术时子宫去留的决策

保留子宫可以缩短手术时间、更微创、减少网片暴露和侵蚀，建议对无子宫及宫颈病变、无明显宫颈延长、有盆腹腔手术史、年长的患者，行保留子宫的全盆腔重建术。

六、围术期注意事项

（一）手术注意事项

1．水分离术应进入真正的膀胱阴道间隙及直肠阴道间隙（图 5-13），避免注射后使阴道上皮组织变白和出现水疱。阴道组织分离太薄的标志有分离中出血过多，分离时阻力过大。

2．GYNECARE GYNEMESH™ PS 网片必须借由腹膜与腹腔隔开。

3．手术中肠道损伤后禁用 GYNECARE GYNEMESH™ PS 网片。在这种情况下使用可能会导致网片被污染而造成感染，需要术后取出网片。

4．在网片植入物放置好之前，不要将 GYNECARE PROLIFT™ 套管从患者体内取出。

5．手术中及术后应该进行直肠指检以探查是否出现了直肠穿孔。

6．必要时进行膀胱镜检查以证实膀胱和输尿管的完整性，及是否有网片移植物进入膀胱。

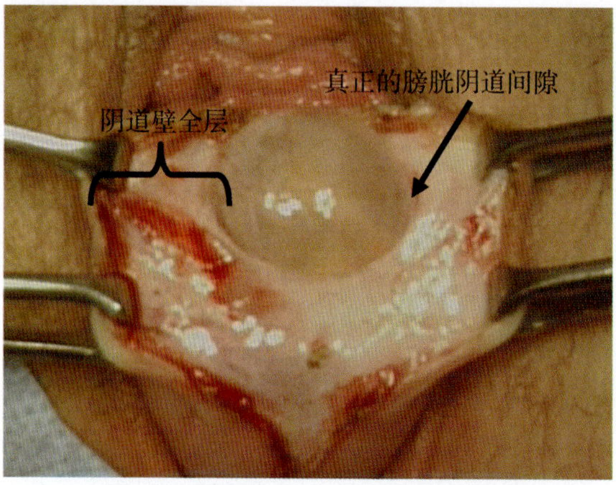

■ 图5-13　阴道前壁水分离后膀胱阴道间隙

7．在置入网片植入物时，避免过度牵拉，保持网片无张力。

（二）术后注意事项

1．可能会发生暂时性的腿痛，这种情况可以采用镇痛剂治疗。

2．阴道脱垂修复术后，以前就存在的、被掩盖的压力性尿失禁可能会显现出来。必要时再次行阴道无张力尿道中段悬吊带术。

3．建议患者在术后3个月不要性交、提重物和（或）锻炼（例如骑车、慢跑）。

七、手术并发症

1．膀胱损伤　分离或穿刺过程中可能造成膀胱损伤，精确的水分离是预防膀胱损伤的关键，建议术中行膀胱镜检查。如果术中发现膀胱损伤严重，建议在覆盖膀胱损伤表面的网片移植物表面加盖生物网片。术后开放保留 Folley 导尿管 7 ~ 10 天。

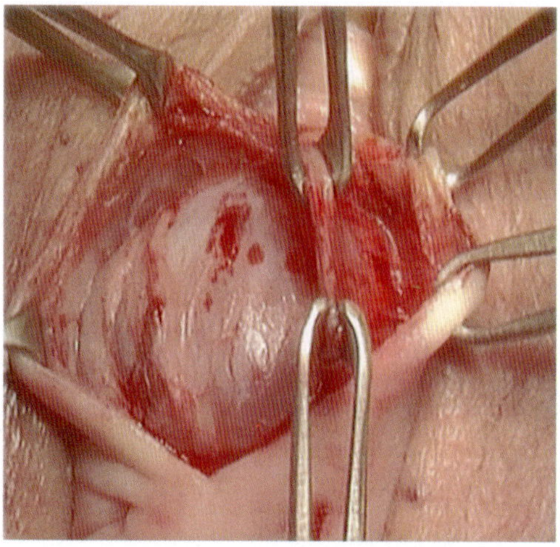

■ 图5-14　阴道壁组织分离

2．术中出血　在阴道前壁修补术中，分离阴道与膀胱隙壁出血过多的原因为阴道组织分离太薄（图 5-14），同时可能因为解剖层次不正确，过度分离耻骨后及坐骨棘侧方，及阴道后壁修补术式过度分离尾骨肌上方或坐骨棘侧方损伤了臀下血管、髂内静脉丛及阴部内血管时，可导致严重出血。首先建议直接压迫止血，放置引流管，建议皮肤穿刺点不缝合，以利于引流。术中出血止血困难时，可行栓塞治疗。

3．腿痛、臀部疼痛及阴沟疼痛　一般不需要处理，多可自行缓解，可给予心理安慰和口服止痛药物治疗。

4．网片暴露　据报道经阴道网片暴露率范围很大，在 2% ～ 20%。术后短期内出现的网片暴露能够通过手术操作中注意以下几点来有效减少：①阴道全层分离时，术者必须确认分离到真正的膀胱阴道间隙和直肠阴道间隙。②阴道壁切口尽量小，约为 3 ～ 5cm，避免阴道顶端切口。③尽量避免同时做阴式子宫切除，文献报道，阴道倒 T 形切口及同时行阴式子宫全切术的患者中网片暴露率高。④术中避免网片折叠，同时避免修剪阴道壁。术后减少网片暴露及侵蚀的措施有预防感染、术后阴道局部使用雌激素乳膏。

5．阴道疼痛及性交困难　脱垂手术后的性功能评估缺乏相关数据。阴式和腹式手术后的性交困难发生率在 21% ～ 25% ，以下危险因素会给经阴式放置网片的患者带来新发的性交困难：有盆腔内永久性缝和（或）放置植入物的手术史；慢性盆腔疼痛（例如间质性膀胱炎、慢性腰痛、坐骨神经痛、纤维肌痛、子宫内膜异位症）；年轻患者阴道修剪去除了过多的阴道壁黏膜。

疼痛及性交困难的预防与处理：术后直肠的压力或不适通常在 6 ～ 8 周后消失。为避免疼痛，网片植入必须是无张力的。持续的直肠疼痛 / 肠蠕动障碍是因为后路吊带过紧，可行物理治疗及局部阻滞麻醉。顽固性疼痛及直肠持续压力可行网片切开或移除。

6．术后新发生膀胱过度活动（尿急、尿频及尿急后漏尿）症状，建议使用抗胆碱能药物，如托特罗定（Tolterodine）1 ～ 2mg，Bid。

7．网片收缩　Feiner 等报道了 17 例前路或全盆腔 Prolift 手术后网片收缩的病例，这些患者的临床特征是在运动时有严重的阴道疼痛和性交痛（100%）、阴道异常分泌物（18%）。阴道检查时在阴道上皮下方收缩的网片部分有触痛（100%）、固定吊带部位压痛（82%）、阴道僵硬（41%）、阴道缩短（29%）和侵蚀（53%）。患者出现症状的时间为术后 4 ～ 52 个月，处理为松解网片和固定吊带，88% 的患者疼痛缓解，64% 性交痛缓解。作者认为网片收缩是植入有固定带网片的盆腔器官脱垂患者术后的严重并发症，发生的病理生理基础不明，可能与手术中网片有张力、网片的材质、患者的体质等因素有关，常需要再次手术干预以缓解症状，包括取出收缩的网片、切断固定带。

八、手术经验荟萃

1．全盆底重建术适应年龄　全盆底重建术主要用于严重盆腔器官脱垂的患者，该术式可以达到在阴道三个水平上的修复，使盆底修复手术简单化、标准化，但对于适宜该术式患者的最小年龄尚无统一标准。一般不建议用于年轻、性活跃的女性。

2．膀胱损伤　中膀胱损伤的原因一是分离阴道前壁与膀胱间隙时层次不对，造成损伤；二是耻骨降支后间隙膀胱与盆腔侧壁未充分分离，导致穿刺前路的第一点时穿刺针穿过膀胱，造成损伤。在阴道全层切开后，确认分离到真正的膀胱阴道间隙，运用侧向压力避免脏器损伤，用手指内侧较平的部位以摆动方式进行组织分离，分离范围为中线处到达耻骨联合后缘，两边到达坐骨棘。

3．手术失败　术后短期内尤其术后半年内，盆腔器官如子宫再次发生脱垂，应考虑为手术失败。手术失败的主要原因为后路穿刺针未能准确穿过骶棘韧带，则后路网片的固定带未能穿过及固定于骶棘韧带，导致后路网片对子宫的牵拉力度不够，同时前路穿刺的第二点未从离坐骨棘前方 1.0cm 的白线穿过，导致前路网片对子宫的牵拉力度较弱。

4．对泌尿系统症状的影响

（1）全盆底重建术对压力性尿失禁无治疗作用，对于已诊断盆腔器官脱垂合并压力性尿失禁或合并隐匿性压力性尿失禁的患者，建议在行全盆底重建术时行抗尿失禁手术，且尿道中段悬吊术对压力性尿失禁的治疗效果要好于尿道筋膜的折叠缝合术。

（2）前路网片的上端固定于尿道与膀胱的交界处，如果前路网片尤其是上端放置过紧，可导致患者排尿困难及膀胱排空障碍。

（3）文献报道 15% ~ 80% 的盆腔器官脱垂患者合并尿频、尿急、排尿困难及尿失禁等下尿路症状，而术前患者合并的尿急、尿频或急迫性尿失禁症状与脱垂的严重性无关，修复手术后患者的大部分下尿路症状减轻，但少数患者术后症状可能加重，应术前加强和患者的充分沟通，术后对症处理，以提高患者对手术的满意度。

（4）对于复发及严重盆腔器官脱垂的患者应在术前注意是否已经存在由于膀胱排空障碍形成的输尿管扩张及肾盂积水，甚至肾功能受损。

5．手术发生直肠损伤的处理　直肠损伤的原因一是在阴道后壁全层切开后，未能找到真正的直肠阴道间隙，在分离阴道与直肠间隙时导致直肠损伤。二是在行后路穿刺时，带导管的导引器穿刺方向未正确穿透直肠。如果术中发现直肠损伤后，一般不建议继续放置网片，同时根据直肠损伤的程度进行直接修补。

6．对于复发及严重盆腔器官脱垂患者的术前准备　使用子宫托或阴道其他填塞物，可使脱垂组织内增生、丰富的血管回缩，减少术中出血。

（杨　欣）

参考文献

1. Maher C, Feiner B, Baessler K, et al. Surgical management of pelvic organ prolapse in women. Cochrane Database Syst Rev，2010，14；(4)：CD004014.

2. Sung VW,. Rogers RG, Schaffer JI., et al. Graft Use in Transvaginal Pelvic Organ Prolapse Repair A Systematic Review. Obstet Gynecol，2008，112:1131-1142.

3. Feiner B, Maher C. Vaginal Mesh Contraction Definition, Clinical Presentation, and Management. Obstet Gynecol 2010,115:325-330.

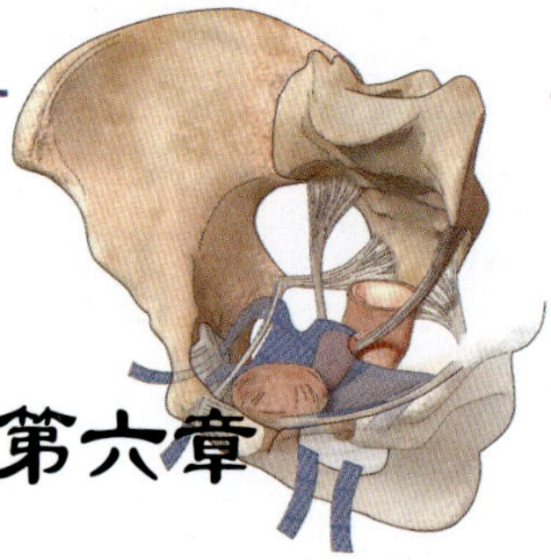

第六章 阴道封闭术

阴道封闭术（colpocleisis），相对于盆底重建手术，又称为阴道闭塞性手术（the vaginal obliterative procedure）。这是由于阴道封闭术改变了正常的阴道解剖结构，将阴道封闭。

阴道封闭术包括阴道部分封闭术和阴道完全封闭术。阴道部分封闭术是去除部分阴道前后壁黏膜，封闭部分阴道，两侧形成引流阴道和宫颈分泌物的腔隙。阴道完全封闭术是去除尿道外口内 0.5 ~ 3cm 的全部阴道前壁和处女膜缘内的全部阴道后壁黏膜，并完全封闭阴道。

阴道封闭术对于盆腔脏器脱垂的手术治疗而言，是一种古老而传统的术式。阴道封闭术起源于欧洲，最早是 Geradin 在 1823 年报道的，但是他并没有开展该术式。Neugebauer 在 1867 最早开展该术式，但是直到 1881 年才报道，他将靠近处女膜缘处宽约 3cm、长约 6cm 的部分阴道前后壁黏膜去除，对缝阴道中上段阴道前后壁。阴道完全封闭术是 Edebohls 最早在 1911 年报道的。

目前在临床上广为应用的阴道部分封闭术多指 Le Fort 阴道部分封闭术，是 Le Fort 在 1877 年报道的。最初的 Le Fort 阴道封闭术分两个阶段，即先行阴道封闭术，术后 8 天再行会阴体修补术。之后许多学者在 Le Fort 术式的基础上，对手术步骤进行了改良，以减少术后复发和并发症的发生，包括缩小双侧引流腔隙的孔径，以增加阴道前后壁，保持正常位置的附着力，减少复发；在会阴体修补术的同时，将双侧肛提肌及筋膜对缝以增加会阴体对尿道和盆底的支撑；使用不同的缝合技巧；宫颈管的扩张；注意向尿道口方向的解剖等。

阴道封闭术疗效确切，目前报道的治愈率在 91% ~ 100%，其治愈率从最初开始报道至今无明显变化。

一、相关解剖

阴道位于真骨盆下部的中央，上端包绕子宫颈形成阴道穹窿，下端开口于阴道前庭后部。前壁与膀胱和尿道邻近，后壁与直肠贴近。阴道呈扁管状，平时中心部前后壁紧贴，呈 H 形。阴道前壁短，为 6 ~ 7cm，阴道后壁较长，为 7.5 ~ 10cm。阴道穹窿由前、后、左、右四部分组成。后穹窿深阔，与道格拉斯窝相隔仅有一层阴道后壁和一层腹膜，为盆腔的最低点。

阴道壁由大量的弹性纤维及肌纤维组织混合而成，富有弹性，阴道口可扩展至 9cm 以上。阴道中央部不受膀胱和直肠的影响，能够扩张，是因为有膀胱阴道间隙和直肠阴道间隙，其内血管非常少，所以各脏器能够独立扩展、收缩和滑动。

支持阴道下 1/3 的是附着于盆膈、尿生殖膈及会阴体的纤维组织，阴道两侧的纤维组织与盆膈融合，又与主韧带下方相连，从而支持阴道中 1/3，阴道上部与宫颈部由主韧带和骶韧带支持。

二、手术适应证

由于 Le Fort 部分阴道封闭术可以在局部或半身麻醉下进行，可以保留子宫而不进入腹腔，具有手术难度小、手术时间短、围术期并发症少、安全、有效的特点。然而由于其改变了正常的解剖结构，封闭了阴道，使患者丧失了阴道性交的能力。同时，如果保留子宫还可能造成异常子宫出血的诊断困难。因此，最终使其临床应用受到限制。该术式主要用于：

1．无性生活要求、年迈、预期生存期较短、症状重的完全脱垂患者。

2．盆底重建手术失败或术后复发的老年患者。

3．保留阴道功能无法治愈的盆腔脏器脱垂患者。其中，阴道完全封闭术仅适用于同时切除子宫或全子宫切除术后患者。

三、手术禁忌证

1．无法耐受手术和麻醉，身体状况不良，如严重心脏病、高血压、肾炎、糖尿病、肝硬化、肝功能损伤、活动性肺结核、肺功能不全、严重贫血等。

2．有性生活要求。

3．阴道炎，阴道溃疡，中、重度子宫颈糜烂，宫颈溃疡者。

4．宫颈癌前病变、宫颈癌、子宫内膜癌。

四、术前准备

1．排除宫颈和宫体恶性肿瘤。

2．术前进行麻醉和手术评估。

3．术前阴道局部使用雌激素软膏2周。

4．术前5天高锰酸钾坐浴，术前3天阴道冲洗，每日2次。

5.术前肠道准备，术前2日半流食，术前1日流食，口服抑制肠道细菌的药物。术前晚及术前清洁灌肠。术日禁食水。

6．术前1日备皮，备皮范围包括：耻骨联合、外阴部、大腿上1/3内侧面、臀部下方及肛门周围；估计手术困难、需经腹部手术者，同时行腹部皮肤备皮。

五、手术操作方法和技巧

（一）阴道部分封闭术

1．手术操作步骤

（1）去除阴道前壁部分黏膜：距宫颈外口2cm（保留子宫者）或距阴道断端1cm至尿道口下3cm，去除前壁矩形阴道黏膜，在阴道两侧留下宽度1.5cm的黏膜（图6-1）。

（2）去除阴道后壁部分黏膜：距宫颈外口2cm（保留子宫者）或距阴道断端1cm至处女膜缘3cm，去除后壁矩形阴道黏膜，在阴道两侧留下宽度1.5cm的黏膜（图6-2）。

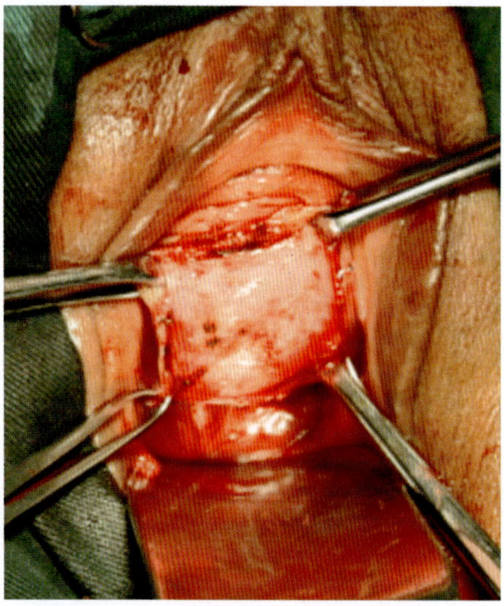

■ 图6-1　去除阴道前壁矩形黏膜

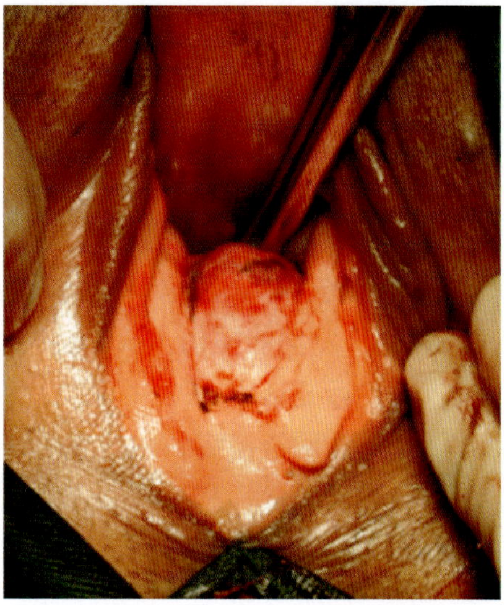

■ 图6-2　去除阴道后壁矩形黏膜

(3) 缝合前后壁切口上缘黏膜：0 号肠线连续或间断对缝阴道前壁和后壁切口上缘黏膜，缝合后宫颈或阴道残端隐藏于对缝黏膜上方（图 6-3）。

(4) 对缝阴道前后壁剥离面，形成阴道中隔：自内向外 4 号丝线间断一行行 8 字对缝阴道前后壁剥离面，将阴道前后壁对应部位剥离面缝合在一起，注意对缝阴道黏膜下筋膜，同时，同步 0 号肠线分别对缝前后壁左右两侧切缘(图 6-4、6-5)。最终形成一纵行阴道中隔，形成支撑。同时两侧各形成一条 1cm 腔隙，可引流宫颈或阴道的分泌物（图 6-6）。

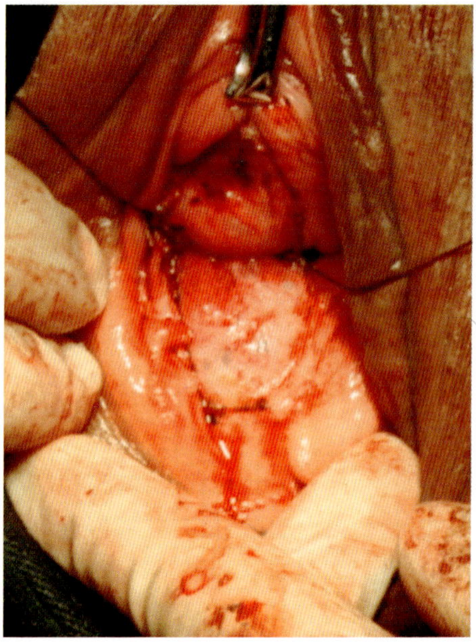

■ 图6-3　缝合前后壁切口上缘黏膜

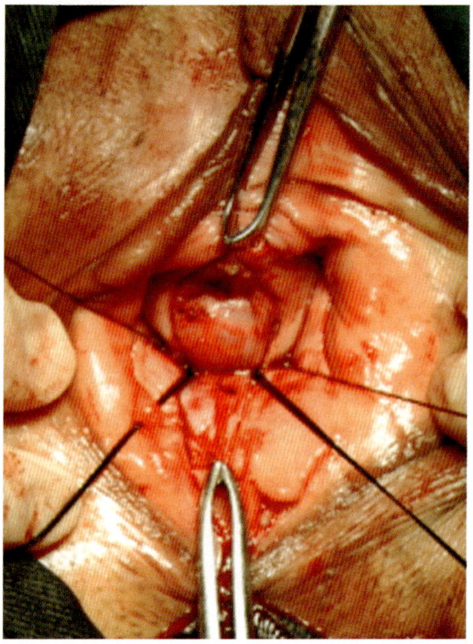

■ 图6-4　同步对缝前后壁剥离面和两侧黏膜

2．手术技巧

(1) 阴道黏膜去除的手术技巧：为简单有效去除阴道黏膜，减少膀胱和直肠损伤的概率，建议在切除前于阴道黏膜下打水垫。打水垫的技巧：可在打水垫前用手抓持住脱出的阴道前后壁组织，并捏挤阴道黏膜形成黏膜皱褶，使脱垂的膀胱或直肠远离阴道黏膜。再在阴道黏膜皱褶下打水垫，打水前感觉注射器针头可在黏膜下滑动、并且注水后前壁或后壁均匀性隆起，黏膜保持红润而并不变白或呈橘皮状，表示打水垫位置正确。打水垫后，切开阴道黏膜至水垫部位，然后进行锐钝性分离，如层次正确，分离容易，出血少。由于阴道后壁自身的解剖结构特点，加之大多数患者有分娩时会阴裂伤，因此，会阴体部的阴道后壁黏膜与其下筋膜间层次大多不易分离，而阴道后壁中上段则层次清晰、易于分离。因此对于阴道后壁黏膜的去除，打水垫后，可在阴道中上段易找到解剖层次的区域入手，再向下游离，切除黏膜组织。

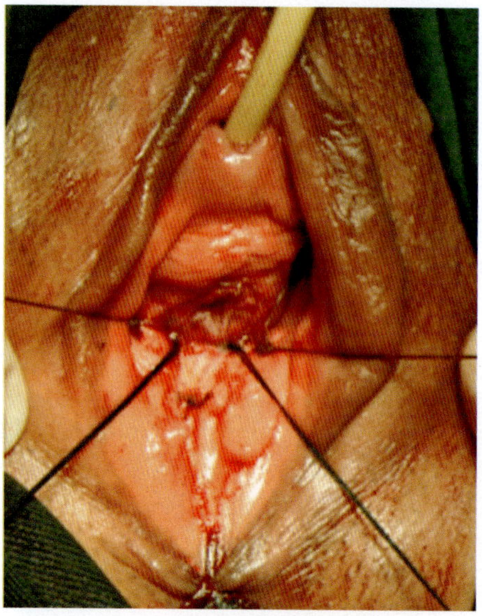

■ 图6-5 逐行对缝阴道前后壁

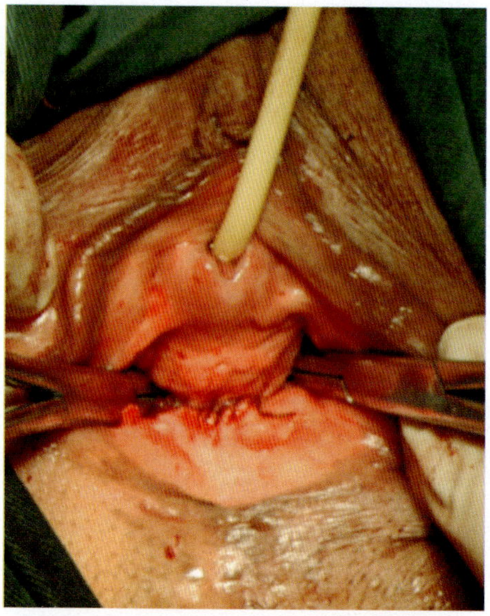

■ 图6-6 完成阴道部分封闭，两侧形成腔隙

阴道前后壁矩形黏膜去除的宽度需根据脱垂程度决定，两侧切口距处女膜缘内1cm，从而保证两侧形成纵行引流腔隙，便于引流通畅。

（2）阴道中隔形成的手术技巧：阴道中隔的形成过程中，在对缝阴道前后壁剥离面时，一定要注意左右对称、前后相映。如前后壁膨出较重，可间断水平褥式缝合，适当缩减膨出面积，但最好不要采用荷包缝合的方法，这样可保持阴道的长度。对于前后壁脱垂程度及长度不一致的患者，可以通过上述方法进行调整，同时对缝过程中注意根据前后壁的长度均匀对称地调整每行缝合的行间距。要用不可吸收4号丝线缝合较为结实的阴道黏膜下筋膜组织。同时，同步一行行可吸收线缝合两侧阴道前后壁切缘，以形成两侧的引流通道。术后可于两侧引流通道留置碘仿纱条，可起到压迫止血、局部抗炎和减少引流通道粘连、引流不畅的作用。

（3）减少复发的手术技巧——会阴体修补术：文献报道阴道部分封闭术的复发率很低，约为0～9%。我们的病例术后随访显示目前无复发病历。有学者认为会阴体修补术，尤其是高位的肛提肌折叠缝合会阴体修补术，缩窄了生殖裂孔的孔径，并且可以增强对盆底的支撑，从而减少复发。但是高位会阴体修补可能引起患者术后会阴部疼痛不适，影响下肢活动，也应引起重视。

（4）术后尿失禁的预防：Hanson对Le Fort阴道半封闭术进行文献回顾总结发现，术后新发及加重的尿失禁比率为7%（22/288）。目前关于阴道封闭术后尿失禁的发生机制可能为：①由于脱垂掩盖的隐匿性张力性尿失禁，在解剖复位后出现。②由于阴道封闭术中缝合阴道前后壁，造成尿道向直肠方向牵拉所致。关于减少术后尿失禁的发生，文献回顾及我们的经验是可采取以下措施：①注意保留尿道口内

3cm 的阴道黏膜，以减少对尿道的牵拉造成的术后尿失禁。同时为术后重度张力性尿失禁患者保留行抗尿失禁手术的空间。②行肛提肌缝合和扩大的会阴体修补术。扩大的会阴体修补术不仅可以减少术后的复发，而且可以增加对阴道前壁的支撑作用，可能对排尿症状的改善起促进作用。③同时进行抗尿失禁手术。术前有压力性尿失禁，排除逼尿肌收缩无力可同时行抗尿失禁手术。

（5）是否同时切除子宫：行阴道部分封闭术同时切除子宫，我们的目的是为了避免今后子宫颈和宫体发生病变，如子宫内膜息肉、子宫内膜癌、子宫积脓和宫颈病变时无法经阴道作相关检查的麻烦。如保留子宫，为减少这些并发症的发生，早期的研究主要采用术中行宫颈管扩张、子宫内膜诊刮、宫颈锥切或宫颈切除等手术方法的改进来实现。然而随着生活质量的不断提高，人们的预期寿命不断延长，保留子宫的阴道部分封闭术可能的远期并发症仍让人担忧。目前随着麻醉技术的进步和抗生素的不断研发，切除子宫的阴道部分封闭术围术期病率越来越少，也逐渐被接受并开展。我们的经验是对于老年患者一定要进行充分的术前手术和麻醉评估，对合并症多、手术耐受差、预期寿命短的患者建议保留子宫，以减少手术风险和围术期并发症发生。而对手术和麻醉耐受好、预期寿命长的患者则建议尽量切除子宫。

（二）阴道完全封闭术

1．手术操作步骤

（1）去除阴道前后壁全部黏膜。传统的阴道完全封闭术为首先在近处女膜处做环形切口（图 6-7），近年来主要为在尿道外口 3cm 下方阴道前壁环形切。分离阴道前后壁黏膜至阴道断端，切除全长阴道黏膜（图 6-8、6-9）。

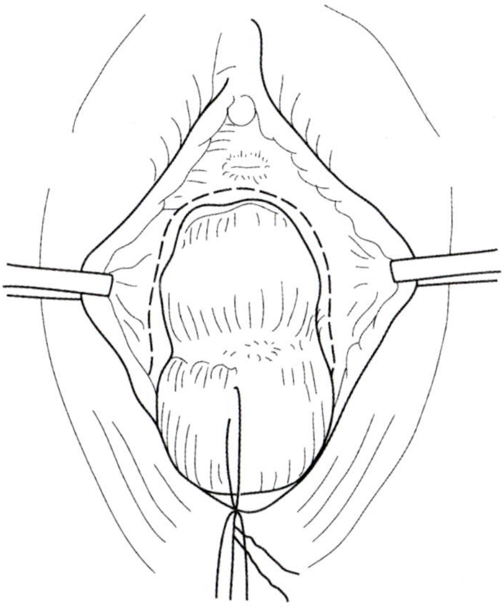

■ 图6-7 环绕处女膜缘内侧做环形切口

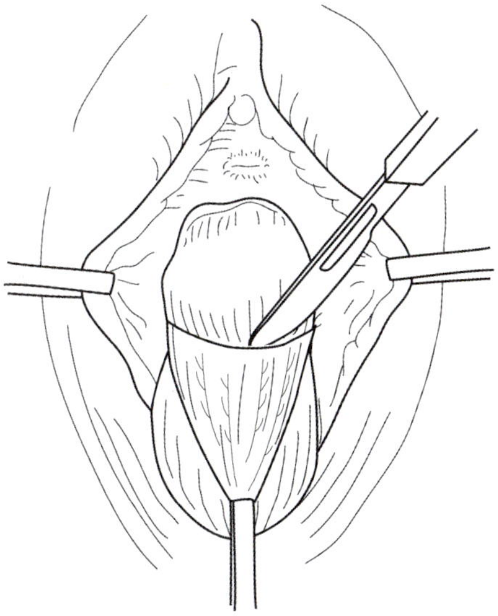

■ 图6-8 切除阴道前壁黏膜

（2）荷包缝合阴道剥离面，复位脱垂组织。自脱垂最远处行荷包缝合(图 6-10)，收紧荷包，复位最远端脱垂组织。由此自外向内逐个荷包缝合，逐步复位脱垂组织，封闭阴道前后壁。对于阴道直径过宽，不适合荷包缝合者，可采用间断横行缝合，封闭阴道（图 6-11）。

（3）缝合阴道黏膜切缘，封闭阴道。最终 0 号肠线连续或间断缝合处女膜内侧阴道黏膜边缘，完成阴道封闭（图 6-12）。

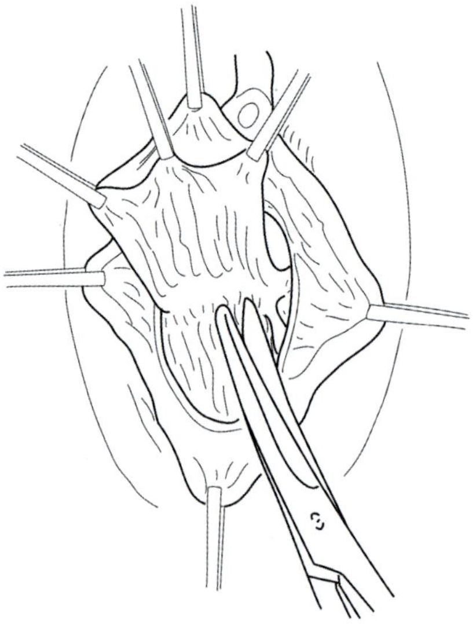

■ **图6-9　切除阴道后壁黏膜**

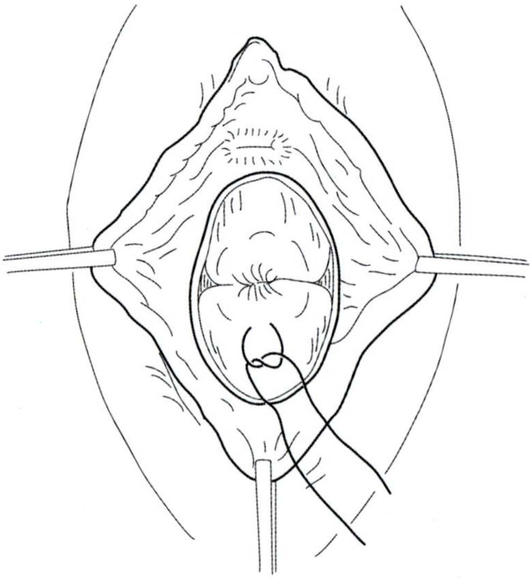

■ **图6-10　荷包缝合闭合阴道**

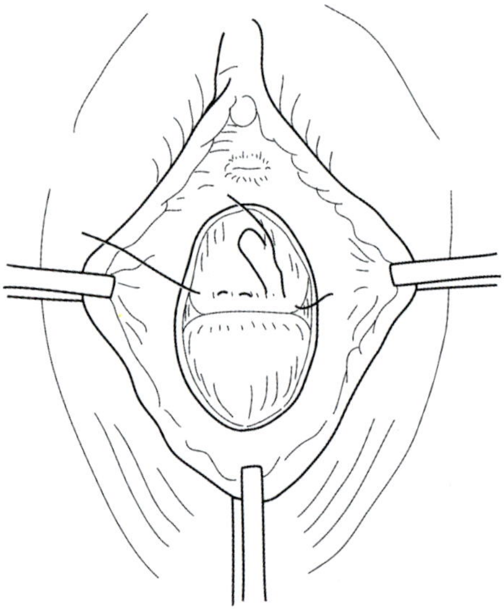

■ **图6-11　横行缝合关闭阴道**

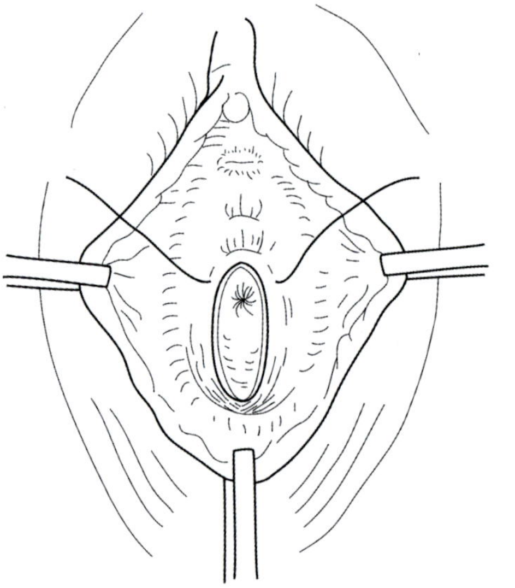

■ **图6-12　缝合阴道口黏膜**

2．手术技巧

（1）阴道黏膜去除的手术技巧：可在阴道后壁和前壁中线做纵向切口，将阴道黏膜分成 4 个象限，有利于阴道黏膜的切除。同样建议阴道黏膜下打水垫。具体技巧见阴道部分封闭术。

（2）术后尿失禁的预防：在尿道膀胱连接部要给予一定的支持，无论是 Kelly 折叠缝合还是耻骨阴道悬吊术，可抵抗封闭后后壁对尿道向下的牵拉。

六、围术期注意事项

（一）阴道封闭术的特点和注意事项

盆底功能障碍性疾病多见于老年绝经妇女。随着社会的老龄化，老年盆腔脏器脱垂患者越来越多。对老年盆腔脏器脱垂患者进行盆底重建手术，存在着手术时间长、出血多、麻醉时间长、手术麻醉风险高、围术期病率高等危险。如采用网片添加全盆底重建虽可以保留子宫、缩短手术时间、降低手术和麻醉风险，但存在费用高以及发生网片相关并发症的风险。Holley 等对骶棘韧带固定术后患者的性生活进行调查，发现 53%（19/36）的盆腔脏器脱垂患者由于对性生活缺乏兴趣或丧偶，术前即无性生活。在我们医院选择做阴道封闭术的患者中大部分由于丧偶或爱人身体多病等原因，术前已多年无性生活和今后无性生活要求。因此，对于这部分年老已无性生活多年和今后无性生活要求的盆腔脏器脱垂患者，是否值得冒术中副损伤和术后网片相关并发症的风险去保留阴道的功能？基于阴道封闭术简便、有效的特点，对老年无性生活要求的盆腔脏器脱垂患者，阴道封闭术可能是一种更好的手术方式选择。

阴道封闭术应用的必备条件是老年患者无性生活要求。对于有配偶的患者，进行该术式的选择一定要慎重。文献报道，术后有部分患者表示后悔选择此术式，其术后后悔率为 3% ~ 9%。因此，在临床工作中，在作出阴道封闭术术式抉择前，医生必须与患者及家属充分沟通，强调性生活能力丧失的问题，需要其充分知情。要注意患者对阴道封闭的心理感受；对于配偶健在的患者尤其要慎重，需告知盆底重建的其他可选择术式，必须要求夫妻双方充分沟通，要求患者和配偶手术双签字。

针对阴道封闭术后无法阴道性交的问题，部分学者也进行了一些有益的尝试。Goodall 和 Power 曾经报道了一种可以进行术后性生活的阴道封闭术。该术式是去除三角形阴道前后壁黏膜，三角形底边在宫颈或阴道顶端附近，尖端在阴道口。仍采用 Le Fort 一样的缝合方法。该封闭术后可在阴道上 1/3 形成双阴道，下 2/3 可以进行正常的性生活。

（二）手术注意事项

1．阴道部分封闭术手术切口选择　阴道前后壁远端黏膜切口下界最好选择在膀胱尿道连接处之上，前壁距尿道口和后壁距处女膜上 3cm。这样可以避免术后发生膀胱尿道刺激症状；如果术后新发压力性尿失禁需要手术治疗时可以顺利地做尿道中段悬吊带手术；如患者同时伴有陈旧性会阴裂伤可以做会阴修补术。

2．前、中、后盆腔脏器脱垂程度不同也可选择部分阴道封闭术。过去认为阴道封闭术最适用于阴道完全脱出、前后壁等长者。在临床上最常见的情况是前盆腔脱垂重度，中盆腔和后盆腔脱垂中或轻度，我们体会这部分患者也可做阴道封闭术。术中阴道前壁剥离面可宽于后壁，先在阴道前壁剥离面行膀胱筋膜横褥式缝合，使阴道前后壁黏膜创面宽度对称后再继续做封闭术，这类病情的病例术后随访手术效果良好。

（三）术后注意事项

1．如术后阴道内放置碘仿纱条，术后出院前一定要取出。若需要保留，一定告知患者 2 周内来医院取出。

2．避免坐浴 1 个月。

3．避免提重物（3kg 以上）3 个月。

4．术后 2 个月及每半年门诊复查。

七、手术并发症

手术简单、易掌握，仔细操作一般不会发生术中副损伤。

1．术后静脉血栓　除术后尽早翻身、活动外，我们常规对高龄、有静脉血栓发生高危因素者（如高血压、糖尿病、高血脂、肥胖、血栓病史、术前 D-dimer 值高者）酌情术后 24 ～ 48 小时给予低分子肝素抗凝治疗至出院。

2．术后宫腔积脓　保留子宫的阴道部分封闭术后发生宫腔积脓是一种很少见的并发症。子宫积脓主要是由于双侧阴道腔隙引流不畅所致。首先，术中双侧阴道引流腔隙直径应在 1 ～ 2cm，在切除阴道前后壁黏膜时，两侧要保留约 1.5cm 宽度的阴道前后壁黏膜以便形成通畅的引流腔隙。另外，Ridley 等在两侧引流腔隙内缝合固定 18 号 Folley 导尿管，术后 8 天拔出，可以减少引流通道的粘连。我们的经验是在两侧的阴道腔隙内填塞碘仿纱条，同样可以减少局部粘连的形成。

如果发生宫腔积脓，首先要应用有效的抗生素。Shayya 等报道采取介入影像学引导下宫腔积脓穿刺及双侧引流通道扩张引流冲洗的保守治疗方法取得成功。另外也可以行子宫切除术，但手术的并发症多。

八、手术经验荟萃

1．首先要严格掌握手术适应证，避免术后患者后悔。由于阴道封闭术改变了正常的阴道解剖，术后无法性生活，因此阴道封闭术只适用于老年无性生活要求的女性。为避免或减少术后后悔的发生，我们的经验是，门诊将盆腔脏器脱垂相关手术术式及利弊以书面形式发放给患者，嘱患者回家后与家人共同商讨决定手术方式。门诊复诊时，再次询问患者配偶情况及性生活情况，与患者再次沟通，确定手术方式。术前，要求患者丈夫与患者共同签署手术同意书，对于丧偶的患者需再次确定无再婚要求。这样通过多层次的沟通和确认，可以明显减少术后后悔的发生。

2．术前充分评估，决定子宫的去留。随着生活质量的提高，老年患者的预期生存时间明显延长。行阴道封闭术时，如果保留子宫，术后将造成异常阴道出血检查的困难，成为临床的棘手问题。我们的临床经验是，经过充分的术前评估，绝大多数患者能够耐受子宫切除手术。对于年老体迈、内科合并症多、手术和麻醉耐受性差、预期寿命较短的患者，则不建议切除子宫，以保证手术的安全。

3．保留尿道口内 3cm 阴道黏膜，减少术后尿失禁的发生，并为术后隐匿性尿失禁预留治疗空间。保留尿道口内 3cm 阴道黏膜，可以减少封闭术后阴道后壁对尿道的牵拉造成的尿失禁。同时如果术后发生隐匿性张力性尿失禁，也为再次的抗尿失禁手术预留出操作的空间。

4．前后壁膨出不一致并不是阴道封闭术的禁忌。既往文献报道，阴道封闭术主要用于阴道前后壁完全脱垂的患者。但临床观察发现，大多数盆腔脏器脱垂患者为阴道前壁重度膨出，而后壁为轻度脱垂，前后壁膨出并不一致。这种情况并不是阴道封闭术的禁忌。对于膨出严重的阴道壁，可采用水平褥式缝合缩减膨出面积，以调整前后壁的不一致。同时，在缝合封闭阴道前后壁时，要注意根据前后壁长度的差异，均匀适度地调整缝合封闭的行间距，均能顺利完成阴道封闭术。

5．尽量保留阴道的长度，减少复发。如切除子宫，在宫颈外口上 0.5 ~ 1cm 切开阴道黏膜，以尽量保留阴道前后壁的长度，从而增加封闭阴道的长度，减少复发的发生。

（朱馥丽　韩劲松）

参考文献

1．Geradin R. Memoire presente a la societe medicale de Metz en 1823. Arch Gen Med, 1825, 8 : 1825.

2．Neugebauer JA. Einige worte uber die mediane vaginalnahtals mittel zur beseitgung des gebarmuttervorfalls. Zentralbl Gynaekol，1881，5 : 3-8.

3. LeFort L. Nouveau procede pour la guerison du prolapsus uterin. Bull Gen Ther，1877，92：237.
4. FitzGerald MP，Richter HE，Siddique S，et al.Colpocleisis：a review. Int Urogynecol J，2006，17（3）：261-271.
5. Holley RL，Varner RE，Gleason BP，et al. Sexual function after sacrospinous ligament fixation for vaginal vault prolapse. J Reprod Med，1996，41：355.
6. Hullfish KL，Bovbjerg VE，Steers WD. Colpocleisis for pelvic organ prolapse：patient goals，quality of life，and satisfaction. Obstet Gynecol，2007，110（2 Pt 1）：341-345.
7. Fitzgerald MP，Richter HE，Bradley CS，et al. Pelvic support，pelvic symptoms，and patient satisfaction after colpocleisis. Int Urogynecol J Pelvic Floor Dysfunct，2008，19（12）：1603-1609.
8. Goodall JR，Power RMH. A modification of the Le Fort operation for increasing its scope. Am J Obstet Gynecol，1937，34：968-976.
9. Hanson GE，Keettel WC .The Neugebauer Le Fort operation（a review of 288 colpocleisis）. Obstet Gynecol，1969，134：352-357.
10. FitzGerald MP，Brubaker L. Colpocleisis and urinary incontinence. Am J Obstet Gynecol，2003，189（5）：1241-1244.
11. 苏应宽，刘新民．妇产科手术学．北京：人民卫生出版社，1973.
12. 游珂，韩劲松，顾方颖，等．传统阴式手术治疗盆腔脏器脱垂术后疗效研究．中国微创外科杂志，2007，7（12）：1192-1194.
13. Ridley JH. Evaluation of the colpocleisis operation：a report of fifty-eight cases. Am J Obstet Gynecol，1972，113：1114-1119.
14. Rana F，Shayya，Milena M，et al. Pyometra after Le Fort colpocleisis resolved with interventional radiology drainage. Obstetrics & Gynecology，2009，113：566-568.

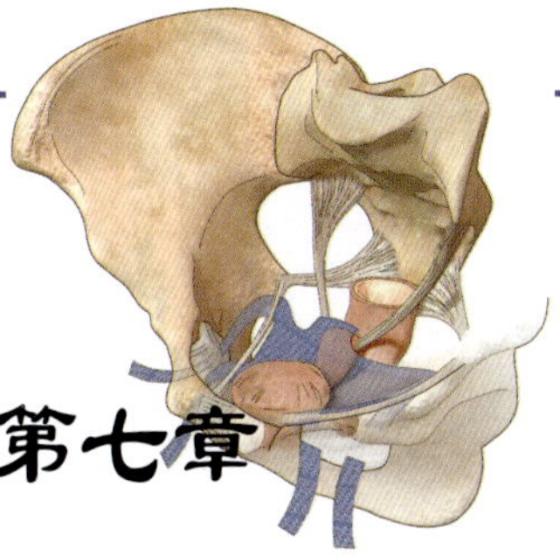

第七章 阴道旁修补术

阴道前壁膨出可分为中央缺陷和旁侧缺陷，大部分阴道前壁膨出是由阴道旁缺陷造成的。阴道旁修补术是将耻骨宫颈筋膜的侧缘重新缝合至盆筋膜腱弓，经对合缝扎后形成一桥梁支架，起到固定作用，将膀胱底抬高，回缩到正常位置。阴道旁修补术关键在于分离和辨认盆筋膜腱弓、坐骨棘的解剖标志。该手术可通过开腹、腹腔镜或经阴道途径完成。

一、相关解剖

早在 20 世纪初期，White 就提出，膀胱膨出不仅是因为阴道壁及膀胱本身支持结构的过度伸展、变薄造成的，而是固定两侧膀胱的耻骨宫颈筋膜在骨盆侧壁的白线被撕裂，造成阴道前壁旁组织缺陷所引起，并提出了相应的手术方式。但他的理论与手术方式一直到 20 世纪 70 年代后才重新被认识。阴道旁修补术是基于对阴道旁缺陷的解剖认识而提出的，手术的前提是需要对阴道旁缺陷的相关解剖有足够的认识。

阴道旁修补术关键的解剖标志主要有尿道膀胱连接处，从耻骨结节沿耻骨降支向下走行的盆筋膜腱弓（arcus tendineus fascia pelvis，ATFP），又俗称为“白线”（white line），以及白线内侧的闭孔筋膜和坐骨棘等（图 7-1）。

阴道前壁紧贴膀胱和尿道，主要由耻骨膀胱宫颈筋膜及泌尿生殖膈深筋膜支持。膀胱位于耻骨膀胱宫颈筋膜上方，其筋膜包绕全阴道壁，筋膜两侧固定于骨盆侧壁的腱弓（白线）上，后者是闭孔内肌筋膜的增厚部分。包绕前阴道壁的耻骨宫颈筋膜像吊床一样悬吊膀胱与尿道，若分娩发生损伤引起一侧前侧方阴道筋膜白线附近处撕裂（右侧多见），可导致一侧阴道膨出。若系双侧撕裂，则全部阴道膨出伴膀胱远端和尿道近端（尿道膀胱结合部）脱垂，即导致尿道和膀胱膨出。

提到盆筋膜腱弓，不能不提及对盆腔器官起着重要支持作用的盆内筋膜（图

7-2 ～图 7-4)。盆内筋膜是由结缔组织的增厚部分形成，它们所形成的主、骶韧带和盆筋膜腱弓，肛提肌腱弓（arcus tendineus levator ani，ATLA）以及阴道黏膜下层对盆腔器官起着强有力的支持作用。结缔组织对盆腔器官的支持主要是指“盆内筋膜”，它被分为两层，即壁层和脏层。这两层筋膜具有不同的功能，壁层筋膜对盆底肌和腹腔起支持作用；而脏层筋膜则包绕器官，为器官提供自主神经支配。在盆内筋膜中有一些外科手术中可鉴别的结构，如盆筋膜腱弓和主韧带、骶韧带。主韧带和骶韧带是子宫和阴道上段的主要支持结构。它们起源于坐骨大孔，沿骶骨侧方插入阴道穹窿的侧方。站立位时，这些结缔组织带可在纵向上对子宫穹窿起到支

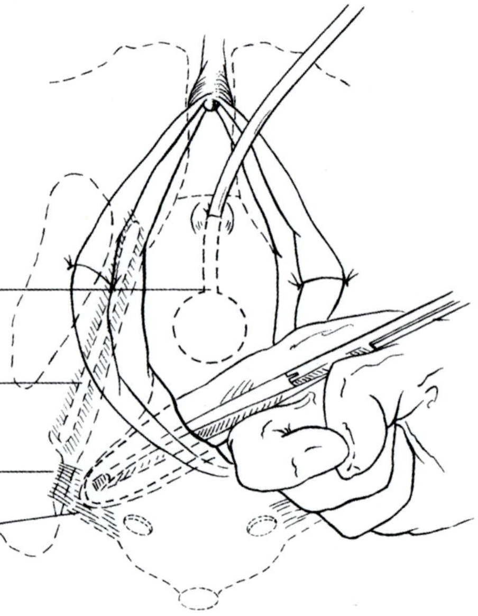

图7-1　阴道旁修补术关键的解剖标志

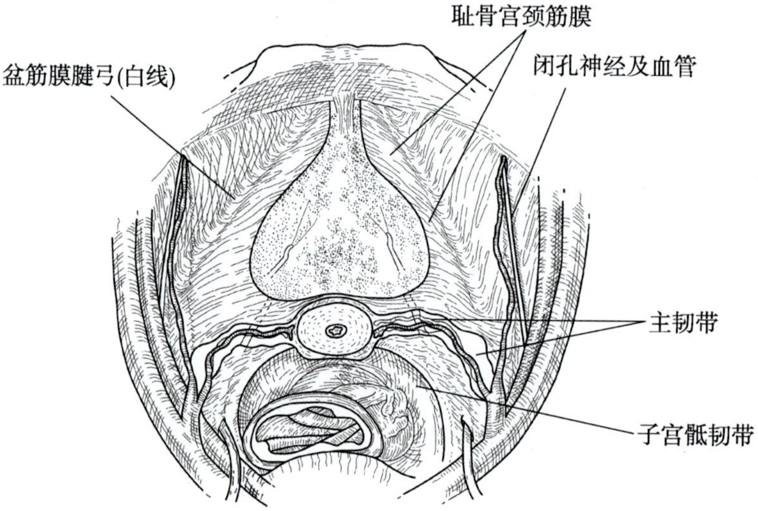

图7-2　盆内筋膜上面观

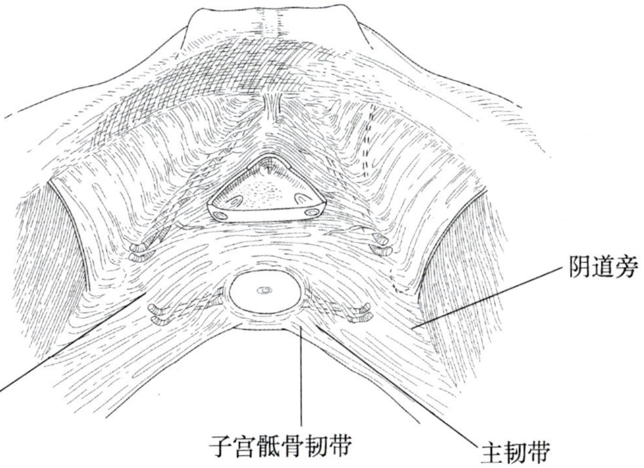

■ 图7-3 去除膀胱之盆内筋膜上面观

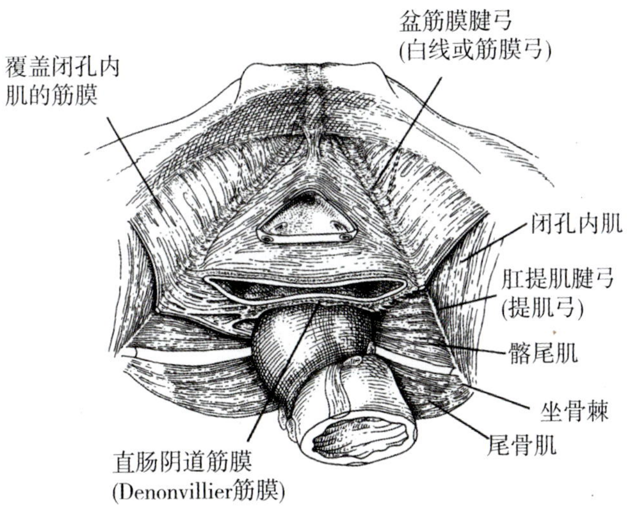

■ 图7-4 耻骨宫颈筋膜与骨盆侧壁处阴道边缘关系

持作用。另外，主、骶韧带还能保持阴道穹窿在提肌板上。如果这些韧带有缺陷或松弛，阴道穹窿可能移位到肛提肌裂孔，由此将增加脱垂的风险。盆筋膜腱弓由闭孔内肌筋膜汇聚增厚形成，其上方附着于宫颈和主韧带，下段通过会阴隔膜附着于耻骨后，即在大体解剖上自耻骨后延至坐骨棘，因颜色发白而又称为“白线”。耻骨宫颈筋膜为一方形筋膜，由阴道前壁的肌肉纤维与远侧会阴部薄膜融合，从耻骨弓后方到两侧坐骨棘前方附着于盆筋膜腱弓，并附着于宫颈和阴道顶端组织阔韧带及主、骶韧带底部。

1976 年，Richardson 等的研究证实，85% ~ 90% 的膀胱膨出是由阴道旁缺陷造成。Shull 等通过对尸体解剖及手术中发现，阴道旁缺陷可以三种不同的方式发生。第一种，整个白线仍附着于骨盆侧壁，而耻骨宫颈筋膜从白线分离；第二种，整个白线从盆壁分离，但仍与耻骨宫颈筋膜相连；第三种，白线裂开，一部分与盆壁相连而另一部分与耻骨宫颈筋膜相连。Raz 及 Safir 等根据重度膀胱膨出的解剖学机制，提出了简化分类法，即Ⅰ、Ⅱ、Ⅲ型膀胱膨出。Ⅰ型为耻骨宫颈筋膜的中央区域缺陷；Ⅱ型为耻骨宫颈筋膜附着于阴道旁缺陷；Ⅲ型为前两种缺陷同时存在。他们认为，重度膀胱膨出者往往属于Ⅲ型。

上述研究阐明了阴道前壁及膀胱膨出解剖学的确切缺陷部位（图 7-5 ~图 7-10），并为经阴道阴道旁修补术的合理性做了较好的诠释。既然膀胱膨出的绝大多数患者是由阴道旁缺陷造成，手术修补的重点就应该放在将耻骨宫颈筋膜与侧盆壁的重新连接上，以达到恢复解剖的根本目的。

二、手术适应证

适应证主要针对经检查确定的中重度阴道旁缺陷造成的膀胱膨出，或阴道旁侧缺陷合并其他盆腔器官脱垂。阴道旁修补术常可作为盆腔器官多部位修补术或全盆底重建术的一个重要组成部分。阴道旁修补经阴道途径多于经腹途径。统计结果表明，经阴道修补的效果也优于经腹途径，且可同时修补多处缺陷。但有阴道修补失败史或有其他开腹手术指征时，可选择经腹或腹腔镜下修补，后者多见于穹窿骶骨固定或 Burch 腹腔镜手术时。选择腹腔镜时，患者应能耐受全麻、腹压增加和头低脚高的体位。

三、手术禁忌证

1．单纯、中央或横向型膀胱缺陷，阴道旁修补效果差。
2．外阴、阴道炎症及重度宫颈糜烂，应在炎症控制后手术。
3．经期、妊娠期、哺乳期以及严重内科合并症也不适宜手术。

四、术前准备

术前 3 天常规用 1：5000 高锰酸钾溶液行阴道冲洗及坐浴。对已绝经多年、阴道黏膜有明显萎缩及营养不良患者，应给予雌激素治疗，局部外用雌激素软膏更为推荐。经检查阴道黏膜有增厚、变红者可考虑手术。对黏膜有溃疡者，需换药待溃疡愈合后再行手术。

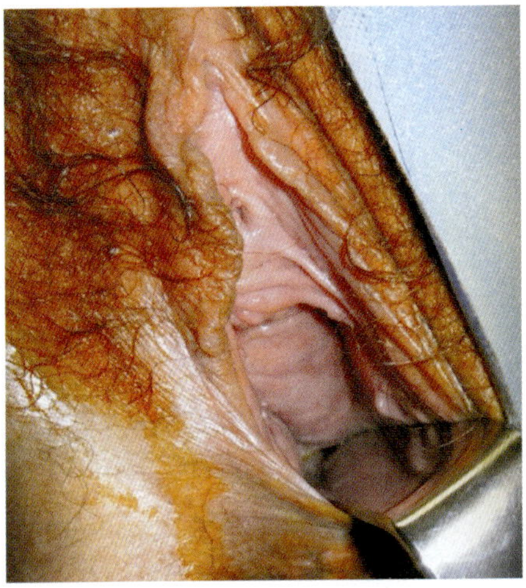

■ 图7-5 存在侧沟的正常阴道侧方的支持

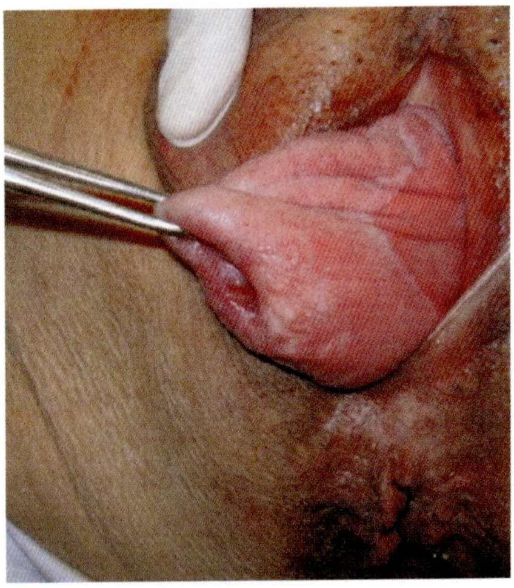

■ 图7-6 侧方支持完全丧失，侧沟消失，显示出阴道旁缺陷

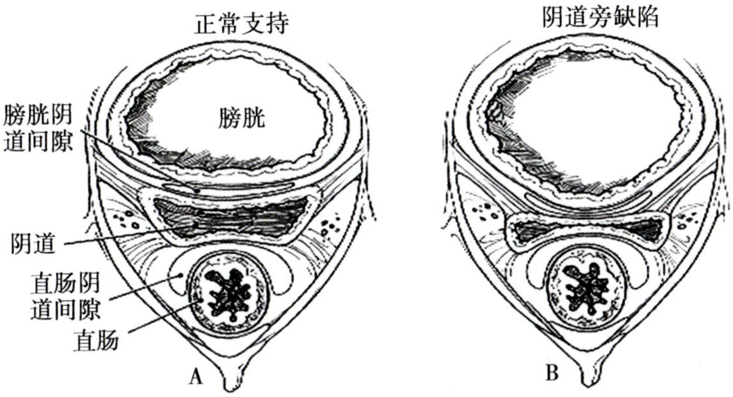

■ 图7-7 冠状面显示的正常盆腔关系与阴道旁缺陷
A：正常盆腔关系；B：阴道旁缺陷

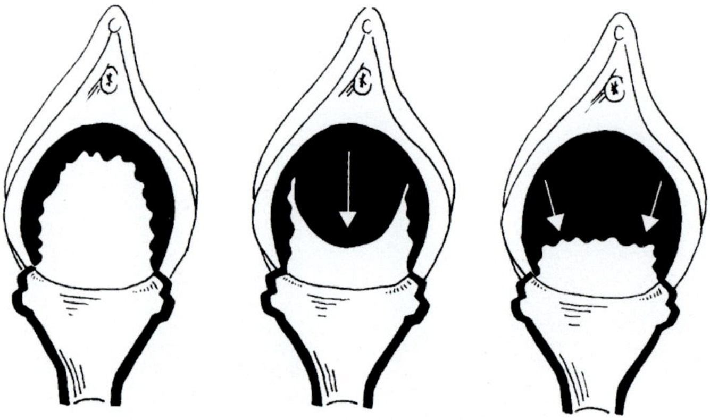

■ 图7-8　两种膀胱膨出类型

A：支持完好的膀胱；B：膀胱延展，中线及中央支持的缺少；C：移位侧方及阴道旁的分离

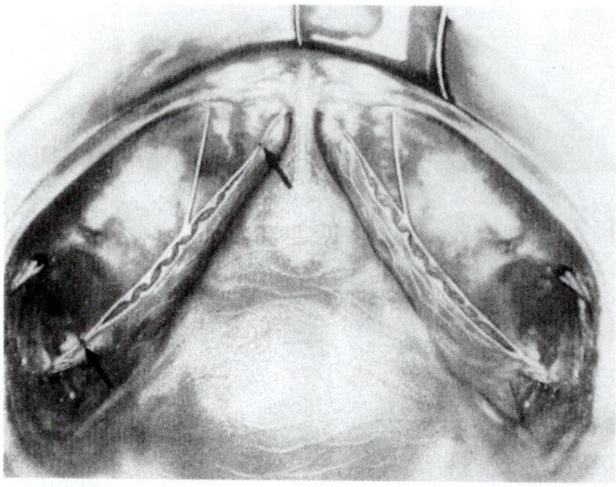

■ 图7-9　从耻骨后显示双侧白线处的阴道旁缺陷

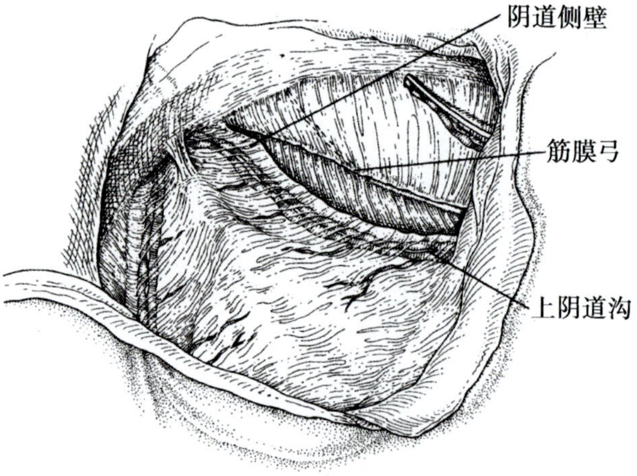

■ 图7-10　耻骨宫颈筋膜从白线处分离

五、手术操作方法和技巧

1．麻醉方法 经阴道途径可采用硬膜外阻滞及蛛网膜下腔阻滞联合麻醉，经腹或腹腔镜下途径可选择气管插管全身麻醉。

2．经阴道阴道旁修补（vaginal paravaginal repair，VPVR）

（1）暴露盆筋膜腱弓：患者取膀胱截石位，对需切除子宫及附件者，按常规方法先经阴道切除子宫及附件，切除后暂不关闭阴道残端。术者手指可通过触摸闭孔，再找到坐骨棘来定位盆筋膜腱弓，坐骨棘位于闭孔正后方 7 ～ 8cm 处，而闭孔位于耻骨上支中线外约 7 ～ 10cm 的耻骨上支下方。闭孔内侧为闭孔内肌及筋膜，其外上方可摸到闭孔膜管，似纽扣眼，其闭孔膜管内有闭孔血管和神经通过。用数把 Allis 钳分别钳夹阴道前穹窿残端及中线处的尿道膀胱连接处，分离出阴道壁黏膜与膀胱筋膜间隙后，沿中线纵行剪开，游离两侧阴道黏膜。与一般阴道前壁修补术所不同的是，需沿两侧阴道黏膜继续向两侧旁及上下分离，直至进入耻骨后间隙。在此间隙触及到耻骨结节后，沿耻骨降支分离盆腔内筋膜直至同侧坐骨棘前 1cm 处，此时可从起点到终点完全触及白线。在阴道拉钩或带光源拉钩的牵引照明下，可清楚暴露之。

（2）关闭阴道旁缺陷：完全暴露白线后，轻轻牵拉 Folley 导尿管，使球囊位于尿道膀胱交界处，或通过阴道壁上尿道下横沟来确定尿道膀胱交界处。先在此交界处水平的一侧白线上，在直视下用针持小圆针 4 号丝线缝合一针，留线；再于同侧坐骨棘前 1cm 白线处缝合第 2 针，留线（图 7-11）。在此两根缝线之间，依次间距 1.0 ～ 1.5cm 缝合 3 ～ 4 针，留线，一侧的白线缝合完毕（图 7-12）。对侧同法缝合。白线位置较深，如果不能完全暴露白线时，可以通过触摸，盲法置缝线。动脉瘤针及 Capio 缝合器缝合有利于操作。同样应在尿道膀胱交接处两侧也做缝线标记，标识阴道壁将缝合于白线的位置。

在此白线的缝合上，坐骨棘前的一针需缝合到位，方能保证膀胱膨出修补术的效果，具体缝合部位见图 7-13。需要注意的是，骶棘韧带上附有肌肉，阴道旁筋膜最终不是直接附着在韧带上，而是附着于韧带上肌肉的筋膜上。

白线缝合后，分别从两侧尿道膀胱连接处开始，将每侧所留线中的 1 根线，带针穿过与其水平处有盆腔内缺陷筋膜的边缘、附近的阴道黏膜下组织以及膀胱筋膜。待所有留线都缝合、标记好后，从上至下逐一打结，即将两侧阴道旁的缺陷部位闭合，膨出的膀胱随即被缩回、抬高（图 7-14）。

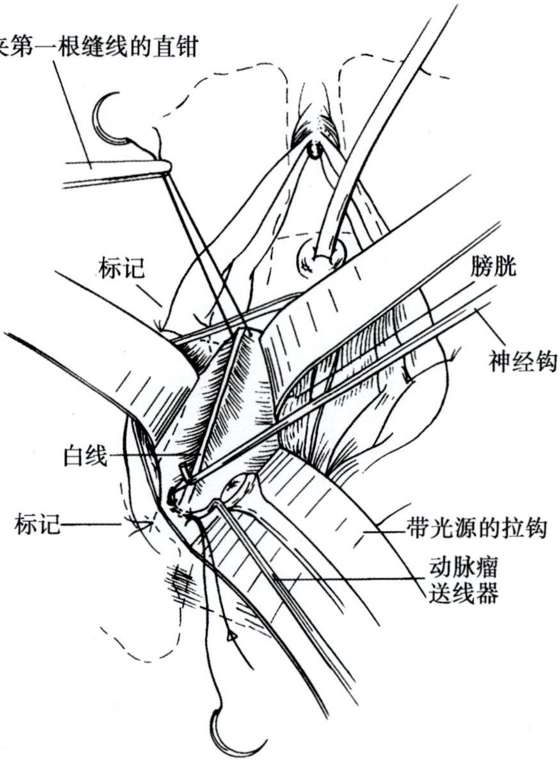

■ 图7-11　盆筋膜腱弓上下两针缝线

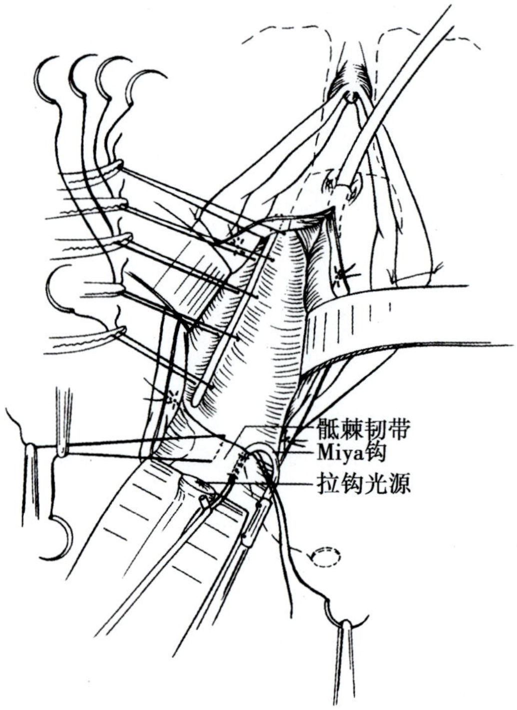

■ 图7-12　盆筋膜腱弓上缝线

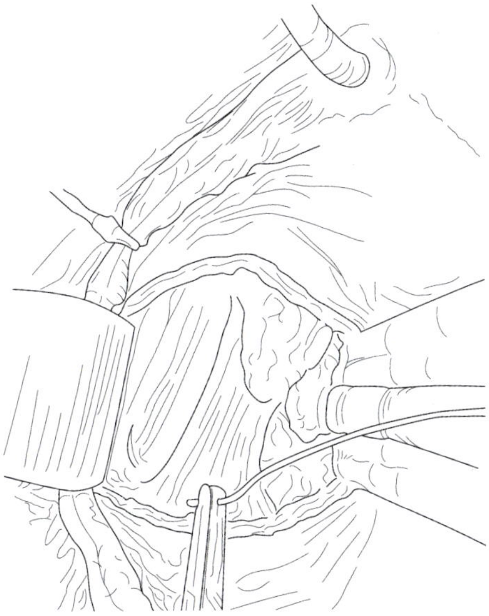

■ 图7-13 阴道旁修补坐骨棘处的缝合位置

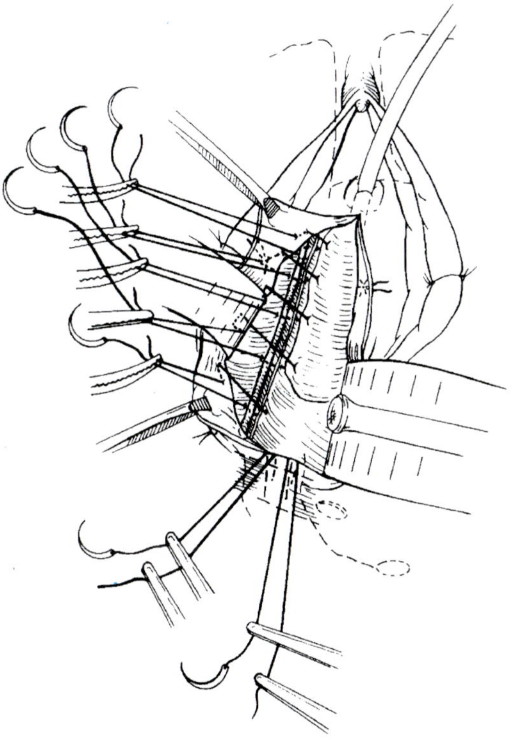

■ 图7-14 膀胱筋膜及其周围组织与盆筋膜腱弓的缝合

缝合结束后，如膀胱膨出纠正得不满意，提示患者同时还有膀胱中央区域缺陷，可在膀胱中央筋膜处加用褥式间断或荷包缝合，以加强效果。需加用补片修补的患者，首先测量以确定需要补片的大小，测量坐骨棘间距代表梯形补片下部的长度，一般是实际测量值加上 1cm，同法测量耻骨结节间距以及耻骨结节到坐骨棘的距离，这些距离一般情况下为：棘突间距为 9cm，耻骨结节间距为 4cm，棘突到结节间距为 5cm。可将补片裁剪成梯形，在白线上的缝线打结前，将缝线由针牵引一一穿过补片，所有的阴道缝线打结，补片将被固定在阴道前壁下两侧白线处，起到其支撑、加强膀胱筋膜的作用（图 7-15）。

（3）缝合阴道残端：提起两侧游离的阴道黏膜，每边各剪去约 0.5 ～ 1cm，0 号可吸收线间断缝合阴道前壁，再缝合阴道残端。阴道中间可留洞，置 T 形引流管，阴道内置雌激素软膏油纱条填塞压迫 24 小时（图 7-16）。

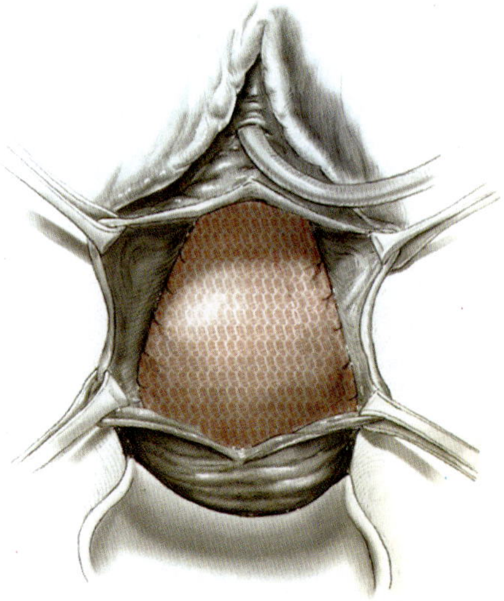

■ 图7-15　加用补片的阴道旁修补

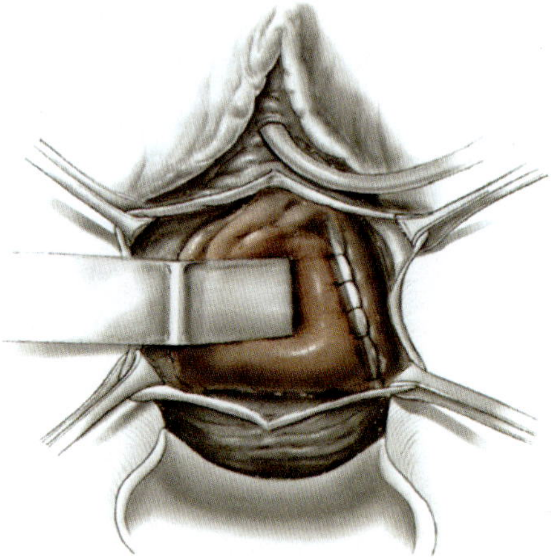

■ 图7-16　阴道旁修补后外观

3．经腹阴道旁修补（paravaginal repair，PVR）

（1）暴露两侧盆筋膜腱弓（图 7-17）：患者取低位膀胱截石位，尿道膀胱内放置 Folley 导尿管以确定尿道膀胱交界处。取 Pfannenstiel 切口（腹壁下段横切口）或下腹部纵切口切开皮肤、皮下组织。自中线分离腹直肌至耻骨联合上缘。轻轻拉起腹直肌，钝性分离腹直肌下覆盖于腹膜及膀胱的腹横筋膜，向侧方拉开腹直肌，暴露腹横筋膜在耻骨支上缘的附着处。紧靠中线稍侧方从耻骨边缘分离腹横筋膜，进入耻骨后间隙。这时正确利用腹部吸引器尖端很容易向下分离耻骨支内面和闭孔肌筋膜，触诊确定闭孔切迹。从正中牵拉膀胱与骨盆侧壁分离。以持物钳夹持纱布卷将膀胱固定在术野中间，在阴道内置手指顶起阴道穹窿及阴道旁、膀胱颈侧周围组织，暴露一侧阴道沟突起之筋膜，即可看清阴道旁缺陷（侧阴道沟从覆盖闭孔内肌的筋膜附着处断离），并将尿道旁和膀胱周围组织沿白线上推至正常附着处。继续分离，背侧至坐骨棘，腹侧到耻骨支后面。

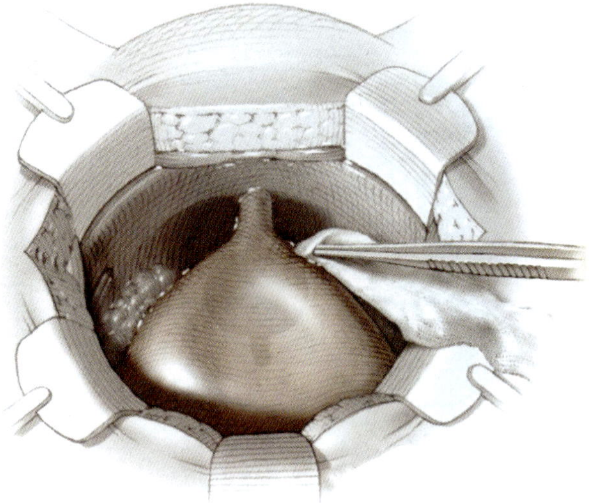

图7-17 暴露耻骨后间隙及盆筋膜腱弓

（2）关闭阴道旁缺陷：手术要求将侧面的阴道沟及其上面覆盖的耻骨宫颈筋膜固定到骨盆侧壁，达到其原来附着的水平，即盆筋膜腱弓、白线水平。腱弓走向为自耻骨支内面的一点（约在中线旁 1cm 与耻骨下缘 1cm 处）起，向后至坐骨棘止。于该点触诊或直视均可确定这些界标的位置。每一侧缝合第 1 针是“关键针”，因为它决定了阴道壁沿着骨盆侧壁缝合固定的位置。这一“关键针”可以缝在坐骨棘稍高处，或是腹侧紧靠耻骨支处，也可以是沿着阴道侧壁的中点。用阴道内手抬高侧阴道沟，穿过突起的筋膜下面的侧阴道沟缝合阴道壁全层但不穿透阴道黏膜层。在出针之前用持针器将针尖刺至坐骨棘处。阴道内手可在触诊下协助，继续向坐骨棘处牵引阴道壁，直至感觉尿道外口被拉紧贴在耻骨联合下缘，才将缝针穿过骨盆侧壁筋膜，拉起缝线打结（图 7-18）。缝好第 1 针后，大约每隔 1cm 一针，缝合阴道沟连同其上面覆盖的筋膜与骨盆侧壁，最近背面的一针应在坐骨棘前 1cm 处，最近腹侧的一针应尽可能靠近耻骨支。缝完所有的缝线之后再打结。缝线多用不可吸收线，因必须要有 5 ~ 6 个牢固可靠的线结。当应用不可吸收线时，应避免穿过阴道上皮，同法行对侧操作。多数人先进行右侧操作，因为大多数患者右侧缺陷重于左侧，甚至左侧没有明显缺陷而不需要缝合修补。进行缝合时常常可以见到针眼处有出血，一般结扎缝线之后即可止血。缝线结扎之后用温热生理盐水冲洗耻骨后间隙，以保证止血彻底（图 7-19）。

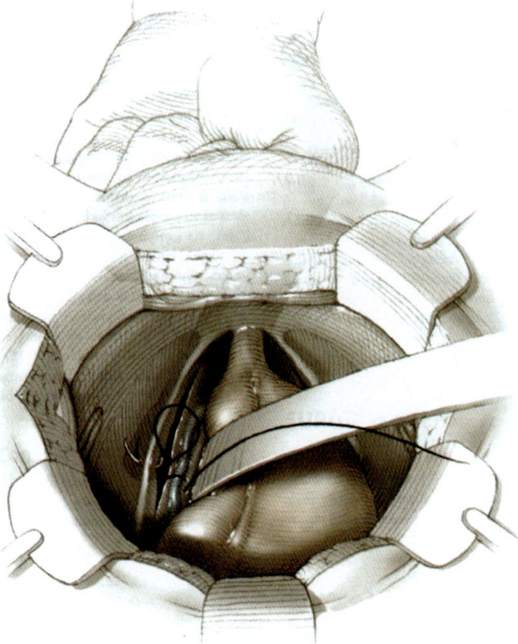

■ 图7-18　经腹阴道旁修补缝合膀胱筋膜、白线及盆内筋膜

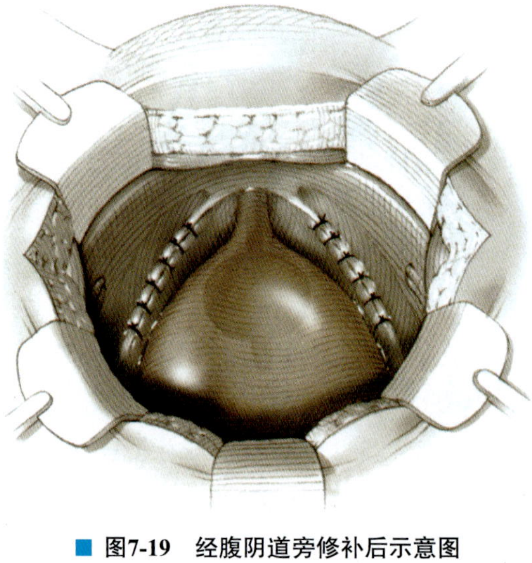

■ 图7-19　经腹阴道旁修补后示意图

（3）关腹：按常规方法关腹，需要耻骨后间隙引流者极少。保留尿管 3 ～ 5 天。

4．腹腔镜下阴道旁修补（laparoscopic paravaginal repair，LPVR） 经腹腔镜阴道旁修补术与阴道途径相比具有盆腔视野清晰、止血确实，可同时处理盆腔其他疾病等优点。其解剖及操作步骤同经腹阴道旁修补，只是将开腹手术步骤改换成了腹腔镜穿刺技术。全麻后，脐部放入 10 ～ 11mm 套管，下腹部放入 3 个 5mm 辅助套管。其中，2 个分别在两侧髂嵴水平腹壁下血管的外侧，1 个在耻骨联合上 5cm 的正中线上。置患者于头低脚高体位，向左侧倾斜。使肠管远离手术野。探测腹腔并进行其他必要的准备后，开始盆底重建术。进入耻骨后间隙，进行分离，找出耻骨联合、闭孔嵴闭孔神经血管束，从弓状腱膜脱离处可见阴道周围缺损（阴道侧沟），向中线游离膀胱、显露耻骨宫颈筋膜。术者在进行腹腔镜检查时，用手指放入阴道可以触到坐骨棘。游离膀胱时，助手可用手在阴道旁上沟顶起，有助于术者分离膀胱。在做缝合前，电凝处理沿阴道纵轴走行的尿道旁血管丛。其他缝合原则同经腹阴道旁修补。为避免出血，“8”字悬吊缝合有较好的止血和悬吊作用。因操作不容易，也有术者直接缝合至 Cooper 韧带。缝合时应多作阴道检查，有助于正确进针，评估悬吊效果。

5．成品补片盒阴道旁及膀胱膨出修补 由于阴道旁修补在解剖及操作上的复杂性，以及膀胱膨出的高复发率，近年来不断有学者发明了不同的成品补片盒来进行阴道旁修补，以修补膀胱膨出。这类补片盒原理多是通过两个导针直接经闭孔上下两端穿刺，将成品的补片两端设计的吊带经闭孔带出，补片的中央部分则被自然放置到了膀胱下面。阴道旁修补补片盒的导针穿刺方法大大简化了原先修补的手工缝合法，且能兼顾膀胱膨出的中央型缺陷，故自发明上市后，很快得到普及，并有替代阴道旁修补手工缝合法之势。成品补片盒阴道旁及膀胱膨出修补虽然简化了操作，但医生仍需很好地了解阴道旁解剖及阴道旁缺陷造成膀胱膨出的机制，才能对各种成品盒操作自如、规范和到位。无论哪种成品盒，补片上端不应超过尿道膀胱交界处，下端则应尽量靠近坐骨棘。由于成品盒多利用闭孔内侧作为穿刺点，术者应对闭孔周围的解剖有很好的了解。经过闭孔的血管神经从闭孔的外侧缘通过，故在穿刺时导针始终应紧贴闭孔的内侧缘穿出。理论上导针向闭孔穿刺不会损伤膀胱，但并非万无一失，穿刺前一定要导尽尿液，术毕建议行膀胱镜检查。常用的成品补片盒阴道旁及膀胱膨出修补有下列几种（图 7-20 ～图 7-25）。

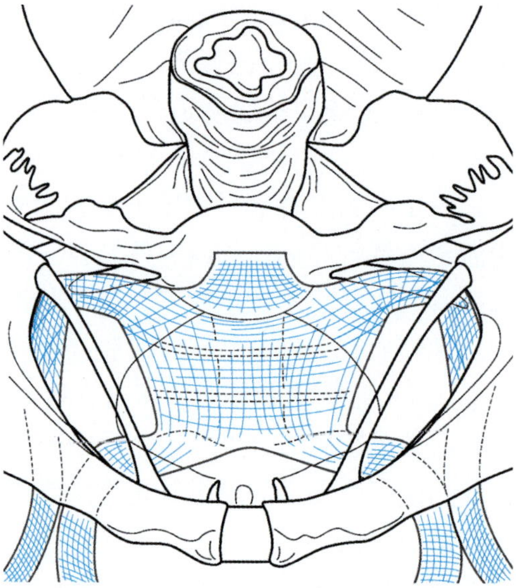

■ 图7-20 Prolift前盆底修复装置

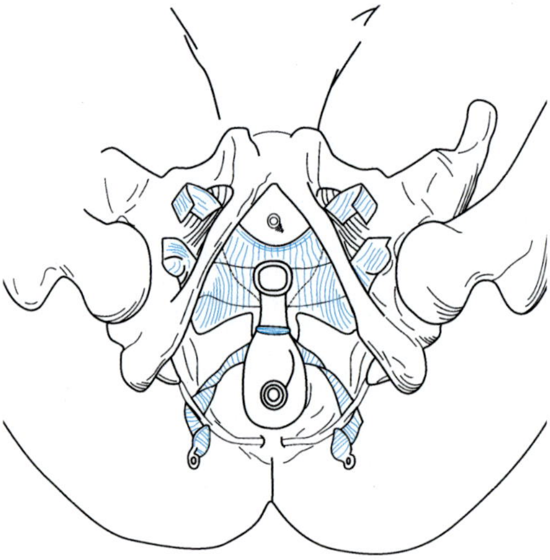

■ 图7-21 Prolift盆腔修复装置前盆底

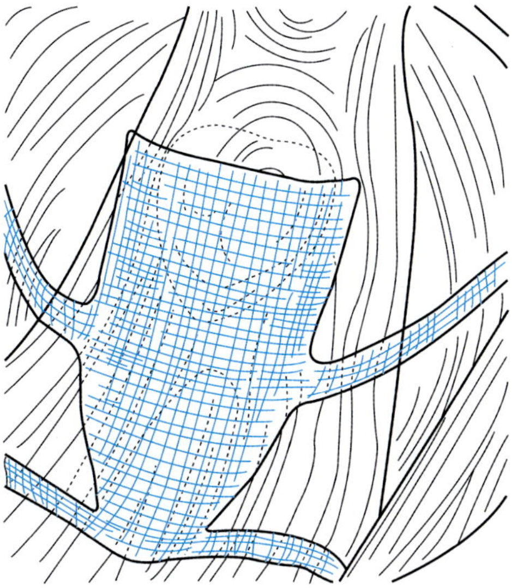

■ 图7-22 Perigee前盆底修复装置

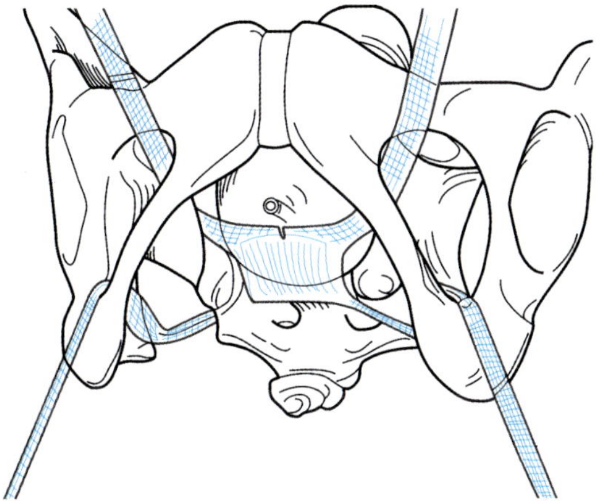

■ 图7-23 Auaulta前盆底修复装置

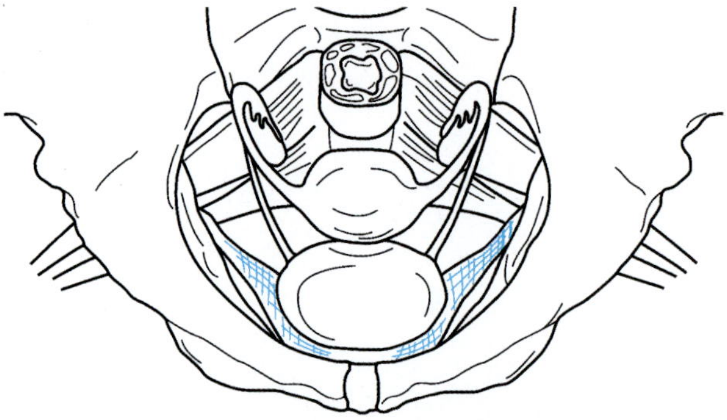

■ 图7-24 Prosima前盆底修复装置

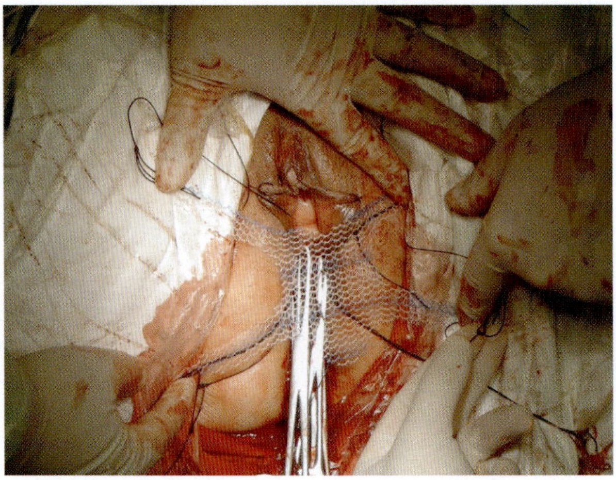

■ 图7-25 自制经闭孔补片术中修复前盆底

六、围术期注意事项

（一）手术注意事项

20 世纪 90 年代后期，陆续有不同途径、类型阴道旁修补手术的报道。目前，阴道旁修补手术尚未被临床广泛采用的最大障碍有以下几点：一是医生缺乏对局部解剖的足够认识；二是一般医院尚未具备盆底修复手术所需的特殊器械；三是医生缺乏基本的阴道手术技巧训练。行膀胱膨出修补时，无论是阴道旁修补手术还是采用成品补片盒，首先要了解和辨认关键的解剖标志，如尿道膀胱连接处、耻骨后区域、纽扣洞样的闭孔神经血管管道、从耻骨结节沿耻骨降支向下走行的白线、白线内侧的闭孔筋膜及坐骨棘等。白线根据缺陷的程度不同而表现不同，有的白线很坚硬，易于辨认；有的白线则很难辨认，此点只能通过足够的手术实践才能增强辨认能力。如对白线辨认不清、缝合不好或错误缝合，则会影响手术的效果，甚至加重阴道旁缺陷。手术需要对两侧阴道黏膜进行广泛分离，如暴露白线有一定困难，则可在使用的 3 个阴道直角拉钩中，配有 1 个带有光源的拉钩，将有助于观察白线；或术者可在手指的触摸下进行缝合。美国波士顿科学公司研制的自动缝合器，可大大降低操作难度，提高手术的安全性。但因自动缝合器价格昂贵，尚不能普及使用。Farrell、Ling 发明采用马梳，将每侧缝至白线处的 5 ～ 6 根线一一予以区分，使术中各缝线之间不互相缠绕，有助于手术进行。Shull 的经验表明，缝合白线时，可先缝合尿道膀胱连接水平处和坐骨棘前的两根缝线，再缝合中间其他几根缝线，如此操作解剖关系比较清楚。我们按照此方法缝合，确实体会到其有便利之处。经腹操作时，应熟悉耻骨后间隙的解剖，缝合阴道旁缺陷可在阴道内手指指引下进行，使缝合确切。用成品补片盒要注意导针穿刺方向，务必紧贴耻骨后，穿过闭孔膜后要及时转弯。至于从骨盆侧壁的盆内筋膜缝至膀胱筋膜应缝合多少组织，需要在术中根据具体情况而定。我们的经验是，膀胱膨出严重者，缝合膀胱筋膜的组织应多些，反之应少些。对重度膀胱膨出并伴有膀胱中央区域缺陷的患者，加用折叠缝合或另加补片加固有助于增强术后效果。为防止膀胱意外损伤，建议术毕时加用膀胱镜检查。

（二）术后注意事项

术后按阴式子宫切除及阴道前后壁修补术常规护理，持续导尿。24 ～ 48h 后取出阴道内雌激素油纱条或放出气囊内气体，拔除 T 形引流管，观察排尿情况，并常规测量残余尿。术后应长期、定期随诊，询问主诉症状，包括排尿情况及阴道内是否有肿物或压迫感等；检查局部愈合情况，注意有无复发。

七、手术并发症

阴道旁修补手术常见的并发症有出血、感染、阴部及下肢的神经损伤、尿道膀胱功能失调（如尿潴留、尿失禁）、膀胱穿孔、尿路感染、穿刺孔术后疼痛、补片侵蚀等。耻骨后是静脉丛丰富的区域，分离时如操作不慎，极易引起出血。据文献报道，此处出血的发生率为 3% ～ 19%，最多出血量可达 1600ml。我们有 2 例术中出血者，分别为 100ml 及 200ml，经血管钳钳夹、结扎后出血停止。Young 等介绍了 1 例因出血多而不得不改行单纯阴道前壁修补术，并推荐在此可使用钛夹止血。

文献报道术后不同程度尿潴留可达34%。我们有2例(2%)术后发生尿潴留者，1例为轻度一过性尿潴留；1例则较严重，持续时间也较长，此患者伴有严重糖尿病，术后的症状不能除外神经源性膀胱。但也有学者认为，膀胱周围广泛分离是否对膀胱神经分布有影响，尚有待研究。我们认为阴道旁修补手术后尿潴留可能与缝合膀胱尿道连接处的第1针的高度有关。有文献报道，如果膀胱尿道连接处的缝合不当，可造成尿道膀胱连接处过度抬高而导致术后尿潴留，如为此原因所致，应延长留置尿管时间，必要时需拆除此处缝线。对有尿潴留高危因素或同时伴尿道膨出、压力性尿失禁者，术前应行尿动力学检查。据报道阴道旁修补术后新发压力性尿失禁发生率约10%，与膀胱修复后改变膀胱颈有关。术前有尿道膨出者，应同时行阴道无张力尿道中段悬吊带术。

膀胱穿孔、意外切开的发生率为2% ~ 4%。膀胱穿孔后可拔出导针重新穿刺，重要的是需要及时在术中发现膀胱并发症并加以适当的处理。

阴部及下肢的神经损伤可发生在经阴道途径进行阴道旁修补或在成品补片盒导针穿刺中，发生率可达11%。前者可能损伤阴部神经血管束。研究发现在坐骨棘前缘水平，阴部神经血管束距离肛提肌平均4.4mm，由于此处肛提肌的厚度仅为3 ~ 4mm，因此在此前方2cm处进行缝合，应格外小心。缝合处可选择距离上述部位大于2cm处，因为此处阴部神经血管束已远离肛提肌，同时也应考虑到闭孔静脉由闭孔到坐骨棘的走行是变化的，也可避免损伤闭孔静脉。后者可能与导针及其吊带在经过闭孔时损伤了神经有关。损伤后患者多在术后表现会阴、大腿内侧及整个下肢疼痛，轻者可自愈，重者可持续1 ~ 2年，严重影响患者的生活质量。处理可适当应用止痛剂、理疗，或在局部应用神经封闭或阻滞剂，如仍不能缓解需考虑拆除吊带及部分补片。吊带及补片植入后与自身组织融合，拆除时往往有一定困难，甚至造成新的损伤，应由相对有经验的医生来实施。

采用聚丙烯补片的患者，要注意补片应用的适应证与禁忌证，注意补片相关的并发症，如暴露、侵蚀、感染等。

八、手术经验荟萃

文献报道经阴道阴道旁修术手术1年后的随访结果，客观治愈率可达98%，而中央型缺陷的膀胱膨出的手术成功率仅为78%。手术复发分别发生在术后3 ~ 11个月。经腹及腹腔镜下阴道旁侧修补术客观治愈率为85% ~ 90%，因开腹创伤大、腹腔镜技术要求高，使这项手术多限制在有其他开腹或腹腔镜指征时一并进行。我院100余例阴道旁修补手术治疗阴道前壁膨出的经验表明，阴道旁修补手术平均3年的主、客观治愈率在98%和92%左右，这可能与我们的手术适应证选择较好、缝合到位有关。近三年我们采用各种经闭孔穿刺导引的自制或成品补片盒技术，如前盆底 Prolift、Perigee、Prosima 等替代阴道旁修补的手工缝合技术，简化了操作，同时修补了膀胱旁、中央及横向缺陷，又对膀胱膨出起到了加固作用，进一步提高了患者的主、客观治愈率。三年来无一例盆腔器官脱垂分期Ⅱ期以上的复发，但补片导致的侵蚀时有发生（10%），值得进一步研究。文献报道成品补片盒技术治疗膀胱膨出的短期、中期客观成功率在 85% ~ 96%，明显高于传统手术。主观成功率为 87% ~ 94%，在性活跃妇女中术后性交痛评分明显降低，术后 12 个月生活质量评分与基值相比有明显改善。多篇文章都报道了补片保露、侵蚀问题，发生率为 4% ~ 8%，有报道因补片侵蚀而需重新手术者，这是使用成品补片盒技术应注意的问题。

（鲁永鲜）

参考文献

1. 鲁永鲜，刘昕，刘静霞，等. 经阴道行阴道旁修补术在阴道前壁及膀胱膨出治疗中的应用. 中华妇产科杂志，2005（3），154-158.
2. 刘新民，万小平. 妇科阴道手术学. 北京：人民卫生出版社，2009.
3. 朱兰，郎景和. 女性盆底学. 北京：人民卫生出版社，2008.
4. Alperin M，Sutkin G，Ellison R，et al.Perioperative outcomes of the Prolift pelvic floor repair systems following introduction to a urogynecology teaching service.Int Urogynecol J，2008，19：1617-1622.
5. Barber MD，Cundiff GW，Weidne AC，et al. Accuracy of clinical assessment of paravaginal defects in women with anterior vagina wall prolapse.Am J Obstet Gynecol，1999，181：872-890.
6. Baden WB，Walker TA. Surgical repair of vaginal defects Philadelphia：JB Lippincott，1992，13-17.
7. Bruce RG，EL2 Galley RE，Galloway NT. Paravaginal defect repair in the treatment of female stress urinary incontinence and cystocele. Ur ology，1999，54：647-651.
8. Bump RC，Mattiass on A1. The standardization of female pelvic organ prolapse and pelvic floor dysfunction. Am J ObstetGynecol，1996，175：10-17.
9. Carey M，Slack M，Higgs P，et al. Vaginal surgery for pelvic organ prolapse using mesh and a vaginal support device. BJOG，2008，115：391-397.
10. Clemons JL，Myers DL，Aguilar VC，et al. Vaginal paravaginal repair with an AlloDerm graft. Am J Obstet Gynecol，2003，189：1612-1619.
11. Eboue C，Marcus-Braun N，von Theobald P. Cystocele repair by transobturator four arms mesh：monocentric experience of first 123 patients.Int Urogycol J，2010，21：85-93.
12. Eglin G，Ska JM，Serres X.Transobturator subvessical mesh. Tolerance and short-term results of a 103 case. Obstet Gynecol Fertil，2003，31：14-19.

13．Farrell SA，Ling C．Currycombs for the vaginal paravaginal defect repair．Obstet Gynecol，1997，90：845-847.
14．fatton B，Amblard J，Debodinance P，et al．Transvaginal repair of genital prolapse：preliminary results of a new tension-free vaginal mesh（Prolift technique）-a case series multicentric study．Int Urogycol J Pelvic floor Dysfunct，2007，18：743-752.
15．Donald R．Ostergard,Michael L．Berman,Bill Yee．妇科手术图谱．纪新强主译．北京：人民卫生出版社，2003.
16．Kohli N，Sze EH，Roat T W，et al. Insidence of recurrent cystocele after anterior colporrhaphy with and without concomitant transvaginal needle suspension．Am J Obstet Gynecol，1996，175：1476-1482.
17．John A.Rock，John D．Thompson. 铁林迪妇科手术学．杨来春，段涛，朱关珍主译．济南：山东科学技术出版社，2003.
18．John O.Schorge，Joseph I.Schaffer，Lisa M.Halvorson，et al.Willianms Gynecology，2008：1004-1010.
19．Mikjos JR，Nohli N. Laparoscopic paravaginal repair plus Burch colposuspension：review and descriptive technique.Urology，2000，56（6 Supp 11）：64-69.
20．Nauth MA，Fuenfgeld C.Correction of cyctocelr and stress incontinence with anterior transobturator mesh.Eur J Obstet Gynecol Reprod Biol，2008，136：249-253.
21．Nieminen K，Hiltunen R，Heiskanen E，et al．Symptom resolution and sexual function after anterior vaginal wall repair with or without polypropylene mesh.Int Urogynecol J，2008，19：1611-1616.
22．Rane A Kannan K，Balakrishnan S．Propective study of the Perigee system for the management of cystoceles- medium-term follow up.Aust NZ J Obstet Gynecol，2008，48：427-432.
23．Raz S，Little NA，Juma S，et al. Repair of severe anterior vaginal wall prolapse（grad IV cystourethrocele）．J Ural，1991，146：988-992.
24．Richards on AC，Lyon JB，Williams NL.A new look at pelvic Relaxation. Am J Obstet Gynecol，1976，126：568-571.
25．Safir MH，Gousse AE，Rovner ES，et al.4-D effect repair of grade 4 cystocele. J Ural，1999，161：587-594.
26．Shull BL. Clinical evaluation of women with pelvic support defects. Clin Obstet Gynecol，1993，36：930-951.
27．Shull BL，Benn SJ，Kuehl TJ．Surgical management of prolapse of the anterior vaginal segment：an analysis of support defects，operation morbidity，and anatomic outcome. Am J Obstet Gynecol，1994，171：1429-1436.
28．Weber AM，Walters MD. Anterior vaginal prolapse：review of anatomy and techniques of surgical repair1. Obstet Gynecol，1997，89：311-318.
29．Young S B，Daman JJ，Bony LG. Vaginal paravaginal repair：one-year outcomes. Am J

Obstet Gynecol，2001，185：1360-1367.
30．Weber AM，Walters MD，Piedmore MR，et al.Anterior colporraphy：a randomized trial of three surgical techniques. Am J Obstet Gynecol，2001，185：1299-1306.
31．W.Glenn Hurt. 妇科泌尿手术学．2 版．周荣庆主译．天津：科技翻译出版公司，2003.

第二篇

抗尿失禁手术

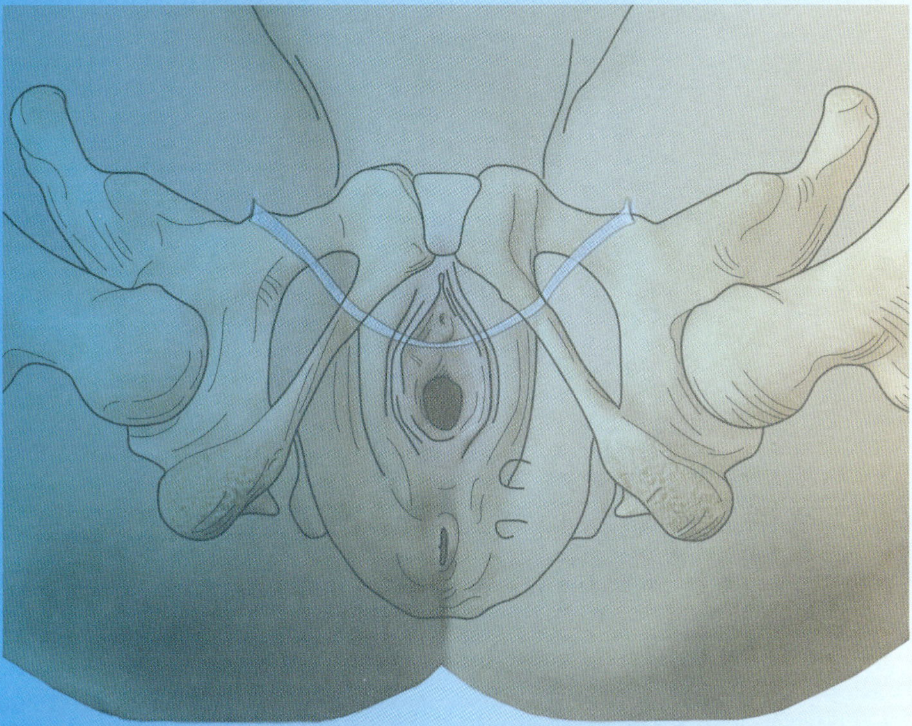

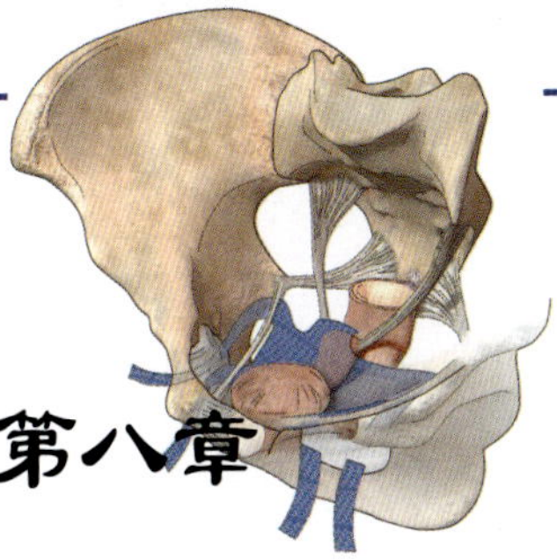

第八章 耻骨后膀胱尿道悬吊术（Burch 手术）

女性压力性尿失禁是指腹压上升时尿液非自主性从尿道溢出的临床现象，多发生于中老年妇女，其发病率为 5% ~ 25%，严重影响患者的生活质量。

治疗压力性尿失禁的现代耻骨后手术始于 1949 年，这一年 Marshall、Machetti 和 Krantz 描述了他们给一名男性前列腺切除术后尿失禁患者实施的尿道悬吊技术。此后出现了各种改良术式，所有术式遵循两个基本原则，仅在应用上有所差别：①经下腹部作切口或腹腔镜辅助暴露 Retzius 间隙；②将尿道或膀胱周围的盆内筋膜固定到前盆腔的支持结构上。MMK 手术将尿道周围筋膜固定于耻骨联合后骨膜或耻骨联合软骨。Burch 阴道悬吊术将膀胱颈水平筋膜固定于髂耻韧带（Cooper 韧带），也可用其他组织，如闭孔筋膜、耻骨筋膜的弓状缘、直肠筋膜附着处和耻骨支骨膜。缝合 Cooper 韧带的 Burch 手术更具优势，故临床应用最多。所有手术的目的都是纠正解剖上尿道和膀胱颈的过度活动。初次实施该手术治疗压力性尿失禁的长期有效率在 70% ~ 90%。

一、相关解剖

女性盆底是由封闭骨盆出口的多层肌肉和筋膜组成，有尿道、阴道和直肠贯穿其中。盆底肌肉群、筋膜、韧带及其神经构成了复杂的盆底支持系统，其互相作用和支持，承托并保持子宫、膀胱和直肠等盆腔脏器保持正常位置。耻骨后膀胱尿道悬吊术（Burch 手术）的手术相关解剖如下：

1．膀胱（urinary bladder）的位置与毗邻　膀胱空虚时呈三棱锥体状，位于盆腔前部，其上界约与骨盆上口相当。膀胱尖朝向前上，与腹壁内的脐正中韧带相连。膀胱底为三角形，朝向后下。膀胱底与子宫颈和阴道前壁直接相贴，与尿生殖膈相邻。膀胱尖与膀胱底之间的部分为膀胱体，其上面有腹膜覆盖，下外侧面紧贴耻骨后隙内的疏松结缔组织以及肛提肌和闭孔内肌。膀胱充盈时呈卵圆形，膀胱尖上升至耻骨联合以上，这时腹前壁折向膀胱的腹膜也随之上移，膀胱的下外侧面直接与腹前壁相贴。临床上常利用这种解剖关系，在耻骨联合上缘之上进行膀胱穿刺或作手术切口，避免伤及腹膜。

2．尿道膀胱的支托组织　耻骨尿道韧带、耻骨尾骨肌结缔组织的盆筋膜腱弓、肛提肌板及部分阴道筋膜，在腹压增加时，提举支托结构的肌肉收缩。耻尾肌收缩向前拉阴道形成“吊床”作用，使近端尿道及膀胱颈闭合，在上述组织松弛起不到“吊床”作用时，尿道就不能闭合而出现尿失禁。

3．耻骨后间隙（retzius space）　位于耻骨联合后方与膀胱之间，又称膀胱前间隙。其上界为腹膜反折部，下界为尿生殖膈，两侧为盆脏筋膜形成的耻骨膀胱韧带。正常为大量的疏松结缔组织及丰富的静脉丛占据。手术在此操作要小心，以防引起出血和血肿。耻骨后间隙是经腹膜外到达膀胱及子宫下部与阴道的手术途径，也可经此间隙行抗尿失禁手术、膀胱颈悬吊术（图 8-1）。

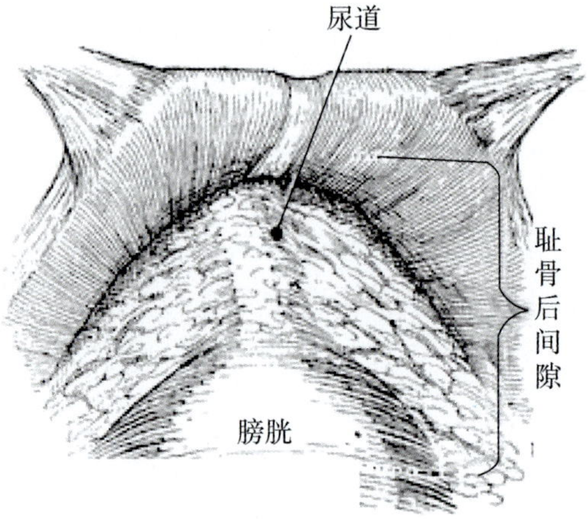

■ 图8-1　耻骨后间隙

4. 库柏韧带　即髂耻韧带，亦称 Cooper 韧带，是耻骨骨膜的增厚部分，在 Burch 手术时常常作为锚定位置。

二、手术适应证

在治疗原则上，轻、中度的压力性尿失禁以非手术治疗为主，而中、重度的压力性尿失禁则应施以手术治疗。适合尿道高活动性压力性尿失禁。原理：经耻骨后将膀胱底、膀胱颈及近端尿道两侧之阴道壁缝合悬吊于 Cooper 韧带，上提膀胱颈及近端尿道，从而减少膀胱颈的活动度，缩小膀胱与尿道后角的角度。但对于合并有尿道括约肌功能缺陷的尿失禁者不适宜选择该术式。

三、手术禁忌证

1．尿道内括约肌功能不全的患者不存在尿道过度活动，因此不适合 Burch 手术。

2．肥胖的患者一方面容易发生尿失禁，术后容易复发；另一方面术中腹壁脂肪太厚，操作难度增加，而且容易出血，一般不建议施行该术式。

3．有腹壁手术史者或仍有生育要求者不推荐 Burch 手术。

4．压力性尿失禁合并阴道前、后壁膨出者，同时需要进行经阴道式手术，故应用腹腔镜行 Burch 手术并无优势。

四、术前准备

同其他腹腔镜手术，完善常规术前准备，包括血常规、尿常规、血生化、凝血酶谱、肝功能、乙肝及丙肝系列、梅毒、人类免疫缺陷病毒（HIV）、胸片、心电图、B 超、尿动力学检测等。围术期应用抗生素预防感染。术前晚行阴道冲洗，以防术中穿透阴道壁。常规灌肠和留置尿管。

五、手术操作方法和技巧

手术采用全身麻醉，头低臀高位（Trendelenger 体位）。Burch 手术是通过提高膀胱颈及尿道的位置，缩小尿道膀胱后角，增加膀胱颈的阻力，使腹压增加时，增强膀胱颈部控制力，提高控制尿溢出的作用（图 8-2）。

1．开腹手术　充分暴露耻骨后间隙，在尿道膀胱交接处和膀胱颈底部（膀胱三角）外侧的阴道前壁至同侧的髂耻韧带——Cooper 韧带，用延迟吸收或不可吸收线缝合膀胱颈旁 1cm 外阴道筋膜组织和同侧的 Cooper 韧带，每侧共缝 2 ～ 3 针，注意缝线不能穿透阴道黏膜层，打结的松紧以抬高尿道膀胱连接处且不能阻塞膀胱出口为度。一般主张使膀胱颈上抬 2cm 左右。

2．腹腔镜手术　分为腹膜内和腹膜外两种。术前常规放置 18 号 Folley 气囊导尿管。设计 4 个腹腔镜穿刺通道。其中脐部通道置镜，下腹左侧 2 个穿刺通道（分别为 10mm 和 5mm 口径），右侧 1 个 5mm 口径穿刺通道。

腹膜内的步骤为：腹膜切口在膀胱底上缘 2cm，采用单极电刀或超声刀切开自一侧脐动脉到另一侧脐动脉二者之间的腹膜，充分游离膀胱前间隙，对膀胱显露困难的患者宜用 200 ～ 300ml 液体充盈膀胱。然后继续向下游离耻骨后间隙，打开 Retzius 间隙，暴露耻骨和双侧 Cooper 韧带，直达膀胱颈。此间隙内的血管清晰可见，应避免损伤，如有损伤可用双极电凝止血，向后内侧推开膀胱，同时对侧用抓钳抓牢阴道壁组织，将膀胱与阴道彻底分离，暴露阴道前壁。此时将一手指插入阴道通过气囊尿管辨认尿道膀胱连接，用2/0号不可吸收带针缝线首先缝Cooper韧带，尽量穿过Cooper韧带全层，以增强其抗张力的能力，顺其纵轴方向出针。术者将左手中指放置阴道内，暴露尿道膀胱连接处和阴道前壁缝合进针点，避开膀胱，距膀胱颈旁开1cm处缝合，缝合时应避免穿透阴道黏膜层。出针后收紧缝线，打结。打结的松紧度以尿道膀胱连接不形成锐角为宜，也有以尿道与耻骨两指距离为宜。第1针缝合必须在尿道膀胱连接部外1cm，然后再依次缝合第2针悬吊，每针之间间隔约1cm，如悬吊不满意，行近膀胱颈的第3针缝合。先缝Cooper韧带还是阴道筋膜组织，视术者习惯均可。用可吸收线间断缝合腹膜。术后静脉注射靛胭脂5分钟后行膀胱镜检查，观察尿道是否通畅，以及缝合时是否误缝膀胱及尿道。Burch悬吊术后不必常规缝合、封闭膀胱腹膜反折。术后一般盆腔内不需要放置引流。有时为了预防术后血肿形成也可在Retzius间隙内放置引流管。

腹膜外的步骤以开放式腹腔镜操作达耻骨后间隙，充气后行Cooper韧带悬吊术。

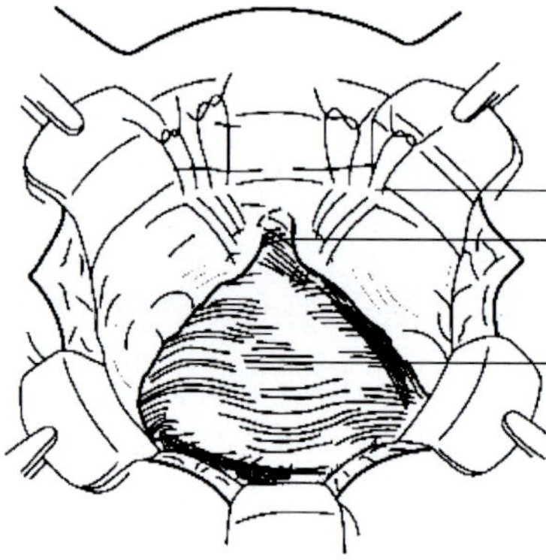

■ 图8-2 Burch手术示意图

六、手术方式和疗效

近年来随着腹腔镜技术的发展和微创外科技术的进步，使压力性尿失禁的微创治疗也取得了长足的发展。1991年Liu和Paek报道了第一例腹腔镜下Burch术式，由于腹腔镜具有放大作用，分离更为精细，术中出血少；避免了开腹大切口、住院时间短、恢复快；术后需要止痛少、肠道功能恢复快和能较早地恢复正常的性生活；如合并有其他妇科疾患，可以同时术中解决。

近5年文献报道腹腔镜下Burch手术术后3个月～1年治愈率为71%～95%。近年随着腹腔镜技术的发展，采用腹腔镜Cooper韧带悬吊具有更独到的创伤小、恢复快的优点，是治疗压力性尿失禁的微创手术方法，其有效率可达到95%。但是，腹腔镜手术技术难度较大，要求术者非常熟悉镜下盆底深部解剖结构、具备娴熟的腹腔镜下深部组织分离及缝合技巧、手术时间较长。

由于术者经验、样本大小、术前有无尿动力学检查和随访评判指标的差异，治疗效果差别亦较大，对疗效的评判多基于患者的主观感觉。对比开腹 Burch 手术与腹腔镜 Burch 手术，随访 18 个月到 5 年的研究显示，开腹 Burch 手术的客观治愈率为 58% ~ 96%，而腹腔镜 Burch 手术为 62% ~ 100%，两者具有同样的效果。另一些学者报道初次行腹腔镜下 Burch 手术时，治愈率在 80%以上，长期有效率为 70% ~ 90%。二次手术时治愈率与初次手术基本相同。长期随访显示其控尿效果持久。比较无张力阴道吊带术（TVT）组复发率为 3.2%，腹腔镜组为 18.8%，提示腹腔镜 Burch 手术复发率相对较高。因此，目前不主张腹腔镜 Burch 手术用于治疗单纯压力性尿失禁患者，建议用于妇科其他疾病合并压力性尿失禁，在行腹腔镜手术治疗同时行 Burch 手术。Burch 手术同时行子宫切除时疗效不受影响，术后子宫、阴道脱垂发生率为 22.1%，其中约 5%需要进一步行重建手术。

腹腔镜 Burch 手术与开放 Burch 手术比较，腹腔镜下 Burch 手术优点有：① 不需要腹部切开；② 手术视野清晰，组织放大使操作更加精细，术后并发症如伤口感染、耻骨后血肿及逼尿肌不稳定等减少，术后恢复快，留置导尿管时间减少；③ 住院时间短；④ 同时可行其他妇科手术，解决其他妇科疾患；⑤ 对于悬吊带手术失败的患者仍然可以进行腹腔镜下悬吊带手术。

腹腔镜下 Burch 手术缺点有：① 操作技术要求高，需较长的学习期；② 手术时间长；③ 老年妇女全身一般状况差者，不能耐受较长时间的麻醉和特殊体位。有学者认为该术式对盆底支托组织位置亦有影响，MRI 检查发现肛提肌与膀胱颈距离的缩短程度与手术的成功率显著相关。

七、手术并发症

腹腔镜下 Burch 手术的并发症发生率基本同开腹手术，大约为 6.3% ~ 23.8%。Saidi 等报道腹腔镜下 Cooper 韧带悬吊术的并发症发生率为 4.9%，除手术本身并发症如感染、损伤外，耻骨后血肿、耻骨炎、膀胱颈过度矫正而引起的输尿管扭曲或尿道受压造成排尿障碍、尿潴留、逼尿肌过度活动发生率为 6.6% ~ 10%。术后肠疝等均是 Burch 手术常见的并发症，其中最常见的为分离时发生膀胱损伤。此类患者均有下腹部手术史，包括剖宫产手术史，大多发生在术式开展的前期阶段。与开腹手术相比，所不同的是膀胱尿道损伤机会增加。Cooper 等对 113 例腹腔镜下 Burch 手术进行了研究，有 10 例出现膀胱损伤，发生率为 8.85% 。这 10 例既往均有下腹部手术史，为分离膀胱颈周围组织时发生膀胱损伤。处理和预防办法与开腹手术基本相同。减少此类手术并发症的关键在于：对有盆腔粘连或解剖变异的患者，因其解剖结构的模糊，增加了膀胱和尿道损伤的机会，需要娴熟的腹腔镜操作技巧并且更仔细辨认，使用阴道照明器有助于防止膀胱损伤。膀胱损伤可开腹进行修补，也可在腹腔镜下完成修补，因损伤多发生于膀胱前壁和侧壁，腹腔镜下操作并不困难，多能在镜下完成修补。所以，腹腔镜下 Cooper 韧带悬吊术的并发症与腹腔镜操作技术密切相关。腹部手术史是并发症的高危因素，也是术者决定术式的重要因素。

八、手术经验荟萃

手术成功的关键在于详细了解局部解剖关系和良好的腹腔镜操作技巧。在术中应小心分离膀胱和尿道，避免损伤 Santorini 静脉丛，如有出血则需要双极电凝止血，如果出血量较多则需要中转开腹。同样需要重视的是避免损伤膀胱和尿道。缝线部位须得当，否则易引起血肿、血尿、耻骨上漏尿和耻骨炎。必须强调的是缝线的固定点和松紧度必须可靠，如太松或缝线仅拉住尿道旁疏松组织而不是阴道筋膜，则悬吊作用降低，是术后复发或手术失败的因素；如果因矫枉过正使膀胱颈提升过高，则可发生持续性尿潴留，排尿困难发生率为 9% ~ 12.5%，处理方法有间歇导尿、尿道扩张等。控制感染也是保证手术成功的关键，因为感染最直接的后果是造成手术的失败。术后拔除导尿管后，还应测残余尿，了解有无尿潴留。

（华克勤　陈义松）

参考文献

1. Sandip P.Vasavada 主编．杨勇，杨欣主译．女性泌尿外科学、泌尿妇科学及排尿功能障碍．北京：人民卫生出版社，247-269.
2. Natalia Price*，Simon R，Jackson．Advances in laparoscopic techniques in pelvic reconstructive surgery for prolapse and incontinence．Maturitas，2009，62：276-280.
3. Eva M. De Cuyper. Laparoscopic Burch colpouspension after failed sub-urethral tape procedure：a retrospective audit. Int Urogynecol J，2008，19：681-685.
4. Jenkins TR，Liu CY. Laparoscopic Burch colposuspension. Curr Opin Obstet Gynecol，2007，19（4）：314-318.
5. Chung MK，Chung RP. Comparison of laparoscopic Bruch and TVT procedures for treatment of stress urinary incontinence in obese women．JSLS，2002，6：1721.
6. Mirosh M，Epp A.TVT VS Laparoscopic Burch colposuspension for the treatment of stress urinary incontinence.（Abstract）. In Proceedings of the31st Annual Meeting of the Montreal. 2005；Abstract No. 268. International Continence Society，2005，640-641.

7. El-Barky E，El-Shazly A，El-Wahab OA，et al. Tension free vaginal tape versus Burch colposuspension for treatment of female stress urinary incontinence. Int Urol Nephrol，2005，37（2）：277-281.
8. Lapitan MC，Cody DJ，Grant AM. Open retropubic colposuspension for urinary incontinence in women. Cochrane Database Syst Rev，2005，20（3）：CD002912.

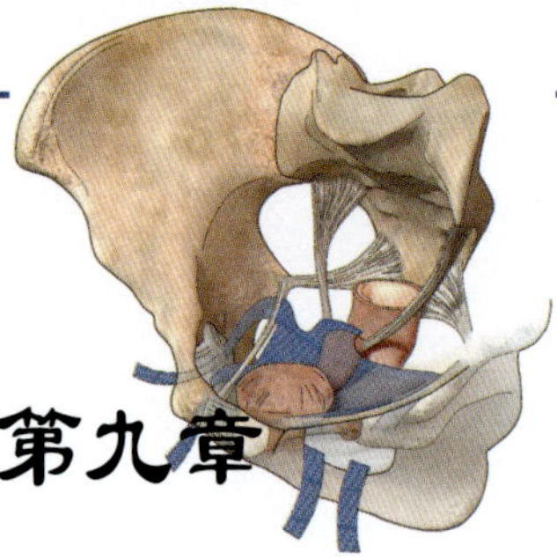

第九章 阔筋膜尿道悬吊带术

尿道悬吊带术系由 Von Giordano 于 1907 年首先报道，用股薄肌包绕在尿道周围使尿道缩紧；后相继报道各种不同材料的尿道悬吊术。由于手术较复杂，悬吊带术相对停滞了很长时间未能发展。直至 1978 年，McGuire 和 Lytton 再次介绍了经腹和阴道联合进行这一术式，并报告了良好的手术效果和低术后病率，方使这一手术得到推广，并被美国泌尿学会女性压力性尿失禁（stress urinary incontinence，SUI）临床指南列为压力性尿失禁的首选术式之一。该手术可采用多种自体材料作为吊带，如腹直肌、阔筋膜。

一、相关解剖

尿道悬吊术的手术目的是修复尿道周围撕裂、损伤的支持组织，恢复尿道正常解剖和功能。根据 DeLancey 的尿道闭合“吊床”（hammock）学说，压力性尿失禁是由于尿道支持结构（包括盆筋膜、耻骨尿道韧带、耻骨尾骨肌、膀胱尿道周围组织及阴道前壁等）撕裂损伤，尿道支持薄弱，产生过度活动性，腹压增加时压力只能传送到膀胱而不能传递到尿道，不能产生足够的尿道下抗力，导致膀胱压高于尿道压，尿道不能闭合而发生尿漏出。尿道悬吊手术即纠正膀胱和尿道的过度活动性，通过悬吊恢复膀胱颈尿道的正常解剖，在尿道下形成一个类似后板挤压尿道的效应，增加尿道阻力，达到尿自控。

二、手术适应证

最初仅用于尿道高活动性、尿道固有括约肌功能缺陷（intrinsic sphincter deficiency，ISD）伴膀胱膨出的Ⅱ、Ⅲ型压力性尿失禁或伴神经性病变、既往针式悬吊、耻骨后固定、阴道悬吊术失败的患者。近年的实践证明对各种类型尿失禁均有效，故也开始用于Ⅰ型压力性尿失禁，尤其是有腹压增高的患者如肥胖、慢性呼吸道阻塞性疾病和运动员等。

三、手术禁忌证

1．妊娠。
2．计划怀孕的妇女。
3．未完成发育的患者。
4．生殖道、泌尿系统急性炎症。
5．抗凝治疗中。

四、术前准备

术前各项常规检验如血、尿、便常规，肝、肾功能，凝血，血压，血糖，胸片、心电图，消化系统、泌尿系统B超，心脏彩超，肺功能等；专科检查如压力试验、尿垫试验、棉签试验、尿动力学检查、盆底肌功能测定等；术前备皮，阴道擦洗；禁食、灌肠；向患者及家属详细介绍手术方法、术后注意事项以及并发症的防治和预期效果、术后膀胱收缩训练的重要性。

五、手术操作方法和技巧

1．硬膜外麻醉或全身麻醉。

2．阔筋膜条取法：左侧或右侧卧位，膝臀弯曲约60°，切口位于膝上4cm，纵行切开3～4cm，分离皮下达阔筋膜表面（图9-1）。

3．以筋膜取器沿皮下向阔筋膜方向潜行，切取一宽3.5cm、长15cm的阔筋膜条，浸入生理盐水中备用。皮下组织和皮肤常规缝合，腿外侧加压包扎（图9-2）。

4．将筋膜条从中剖开，一端双层折叠以获得足够的长度和厚度，确保放置所需的张力（图9-3）。

5．耻骨联合上方横行切开5cm，分离皮下组织，暴露出腹直肌前鞘，在其下端两侧分别作1cm的小切口（图9-4）。

6．取仰卧膀胱截石位，先进行阴道前壁分离，从尿道口下方至宫颈横沟正中切开，在膀胱内导尿管的指引下小心地与尿道、膀胱呈大约45°的方向进行分离，进入耻骨后间隙（图9-5）。

7．大弯钳从耻骨联合上的腹直肌鞘下方小切口进入，同时以手指从阴道切口进入耻骨后引导钳尖向下打洞，钳取筋膜条末端，向上拉至腹部（图9-6）。

8．调整筋膜带松紧度，筋膜条应松松地、无张力地放置于膀胱颈下方。通常以颈部和筋膜之间能轻松插入一组织剪为宜，并进行 2 ～ 3 针固定缝合以防止滑脱（图 9-7）。

9．行膀胱镜检查排除膀胱尿道损伤，通常易在膀胱的 2 点和 10 点处发生损伤。对悬吊带两臂施压，观察括约肌内口情况，如放置适当，施压时膀胱颈应是关闭的。

10．将阔筋膜两端缝合固定于腹前壁（图 9-8）。

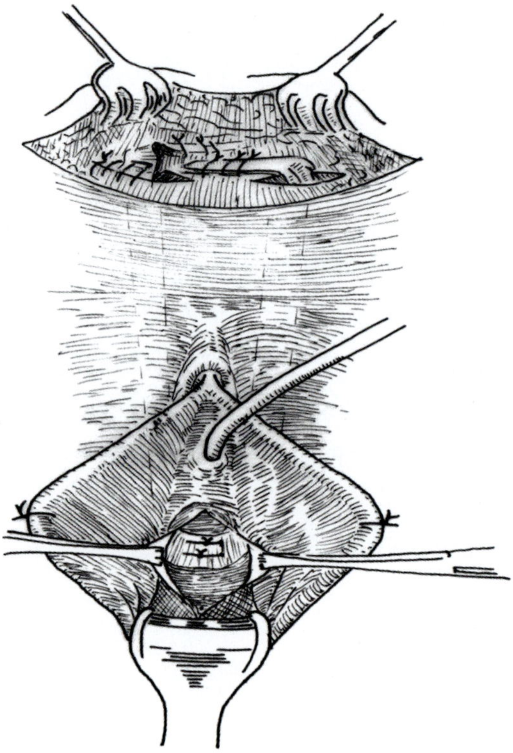

图9-1　阔筋膜条取皮体位及位置

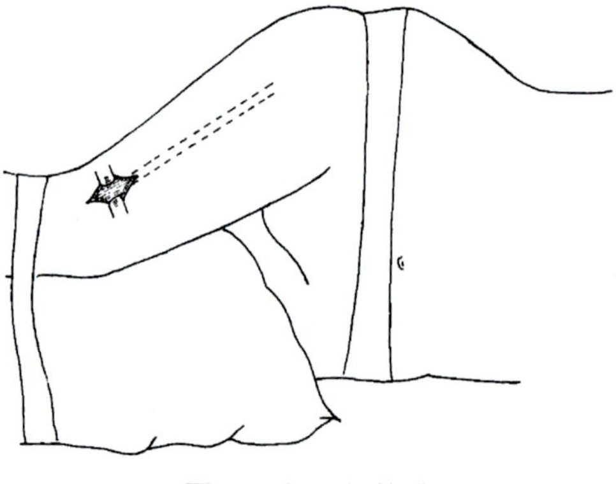

图9-2　切取阔筋膜条

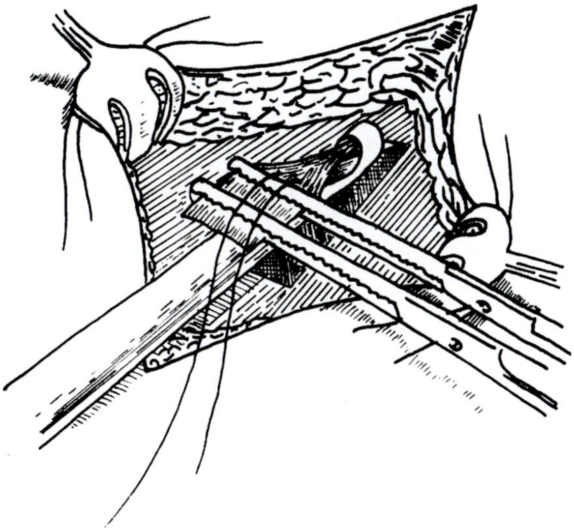

■ 图9-3　筋膜条从中剖开

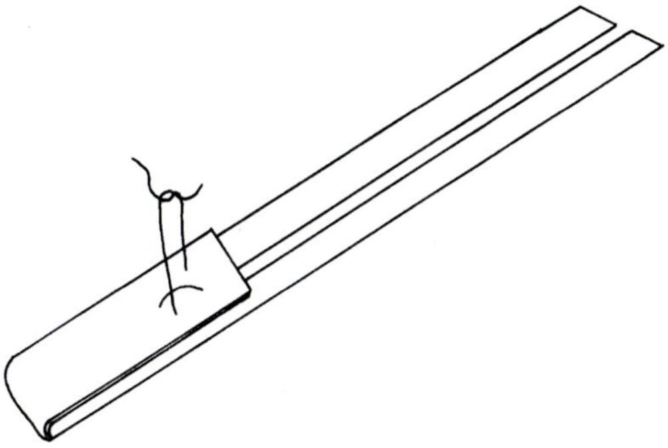

■ 图9-4　腹直肌前鞘作小切口

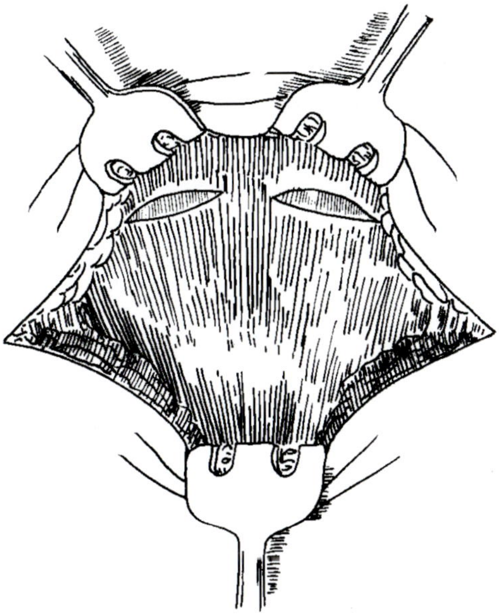

■ 图9-5　进入耻骨后间隙

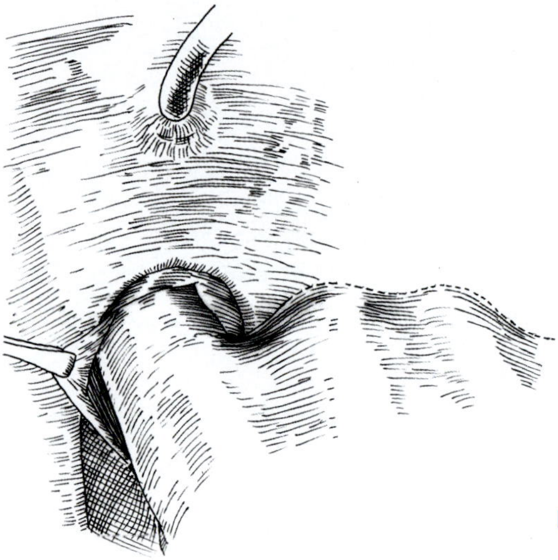

■ 图9-6　筋膜条末端向上拉至腹部

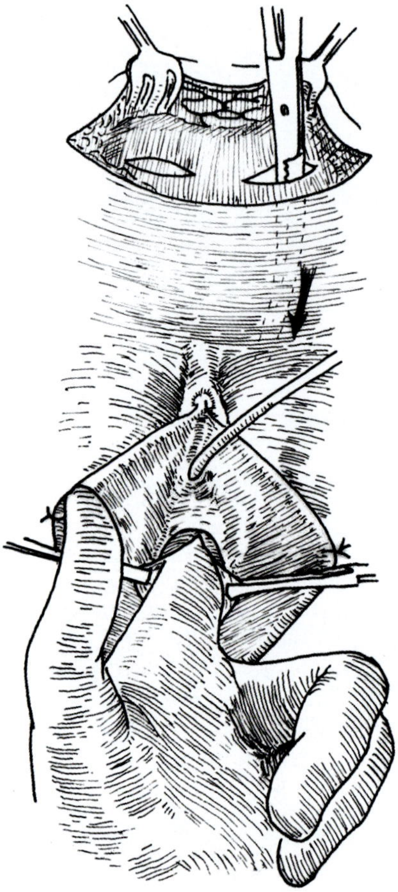

■ 图9-7　筋膜条无张力地放置于膀胱颈下方

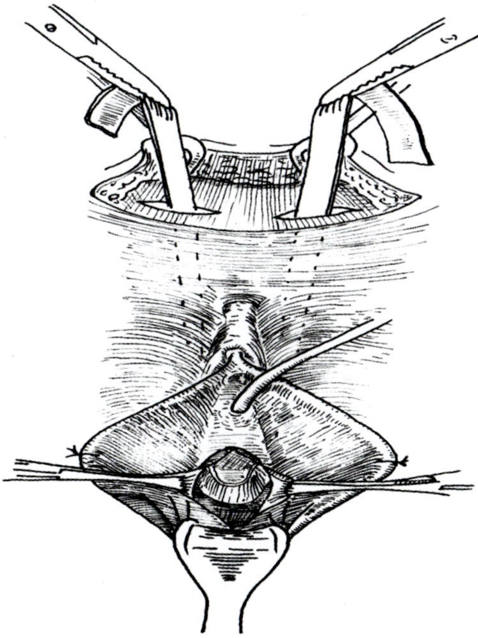

■ 图9-8 阔筋膜两端缝合固定于腹前壁

六、围术期注意事项

（一）手术注意事项

1. 在尿道旁分离要扩展耻骨后盆膈，使手指能进入并接触到腹部打洞的器械，以降低膀胱损伤。

2. 筋膜带不能拉得太紧，防止术后尿潴留，要用多大的张力多由手术者经验决定。

3. 术中应小心避开血管、神经、膀胱；术后可能出现耻骨后出血，应仔细观察排除异常，腹泻、出血等应立即就诊。

4. 尿路感染者应在治疗痊愈后手术。抗凝血治疗者应在停止抗凝治疗至少 1 周后进行。尤其特别要注意的是，阔筋膜舒缩弹性差，无网状结构，放置时更要掌握吊带与膀胱颈之间间隙的适应度，防止术后发生排尿费力和尿潴留。

（二）术后注意事项

术后 2 周可恢复日常活动。术后 4 周避免性生活和重体力活动。出现膀胱不适、膀胱痉挛症状时，可用抗胆碱药或解痉药短期治疗。嘱患者养成定时排便、排尿习惯，增加饮水量，控制体重。坚持盆底肌功能训练和耻骨肌锻炼。

七、手术并发症

最常见的并发症为尿道，膀胱损伤，术后逼尿肌不稳定，排尿功能障碍，膀胱排空延迟，疼痛，Retzius 间隙或尿路感染。排尿功能障碍主要是由于悬吊得过紧。逼尿肌不稳定与移植物引起的出血、肉芽组织形成、硬结，有时是脓肿形成有关。术后排尿障碍，应尽量使用保守疗法，如可以自主排尿，有残余尿，可先等待观察，行神经电刺激、生物反馈、膀胱收缩训练、间歇性导尿等治疗，多数患者在 2 ~ 4 周内可恢复正常自主排尿。

八、手术经验荟萃

阔筋膜尿道悬吊带术治疗女性压力性尿失禁历史悠久，曾发挥过重要作用。因存在许多弊端，近些年在临床已很少使用，主要是由于手术需要切取自身筋膜，创伤大，且自身组织容易退化导致疗效减退。手术失败的主要原因有膀胱颈悬吊放置不准确、悬吊张力不够等。因此术中、术后应注意以下几点：

1．尿道旁分离要充分，达耻骨后盆膈，便于手指进入并接触到经下腹部下送的器械，同时尿道放入硬质尿管拨动膀胱，以降低尿道膀胱损伤。

2．吊带应在无张力的状态下放置于尿道下方，尤其特别要注意的是，筋膜不同于网片，舒缩弹性差，无网状结构，放置时更要掌握吊带与膀胱颈之间间隙的适应度，以保持无张力状态，防止术后排尿困难和尿潴留。术中可嘱患者咳嗽行压力试验，以 1 ~ 2 滴尿液漏出为宜，但因为膀胱逼尿肌、腹肌及尿道周围的韧带均受麻醉的影响而松弛，故不能完全反映吊带的松紧度。

3．术中应小心避开血管、神经、膀胱；术后可能出现耻骨后血肿，应仔细观察，及时处理。

4．尿路感染者应在治疗痊愈后手术。抗凝血治疗者应在停止抗凝治疗至少 1 周后进行。

5．术后发生排尿障碍，可尽量使用保守疗法，如电刺激、生物反馈、膀胱收缩训练、间歇性导尿等治疗，多数患者可在 2 ~ 4 周内恢复正常自主排尿。如 3 个月不能自主排尿，可考虑经阴道行松解术。

6．术后 4 周避免性生活和重体力活动。出现膀胱不适、膀胱痉挛症状时，可用抗胆碱药或解痉药短期治疗。

（李宝恒　宋岩峰）

参考文献

1. 宋岩峰．女性尿失禁诊断与治疗．北京：人民军医出版社，2003，261-269.

2. 宋岩峰，黄惠娟，黄润瀚，等．阔筋膜悬吊术用于治疗女性压力性尿失禁．中华妇产科杂志，2004，39（11）：744-746.

3. Gallem ine ML，Cespedes RD，M cGuire EJ． Treatment results using pubovaginal slings in patients with large cystoceles and stress incontinence． J Urol，1997，158：431-434.

4. Morgan Jr TO，W estney OL，McGuire EJ．Pubovaginal sling：4 year outcome analysis and quality of life assessment．J Urol，2000，163：18445-18448.

5. Cespedes RD． Treatment options for outlet obstruction following anti-incontinence surgery in females．Tech Urol，2001，7：118-125.

6. Rackley RR，Abdelmalak JB，Madjar S，et a1．Bone anchor infections in female pelvic reconstructive procedrues：a literature review of series and case reports．J Urol，2001，165：1975-1978.

7. Mangel JM．Spurlock JW．Suburethral sling using cadaveric dermis as a treatment for complicated stress urinary jncontonence．Obstet Gyneco1，2001，97：50-51.

8. Carbone JM，Kavaler E，Hu JC，et a1．Pubovaginal sling for stress urinary incontinence and hypermobile urethrm. Am J Obstet Gynecol，1997，177：1426-1431.

9. Choe JM．Bell T．Genteic material iS present in cadavenc dermis and cadaveric fascia 1ata．J Uro1，2002，166：122-124.

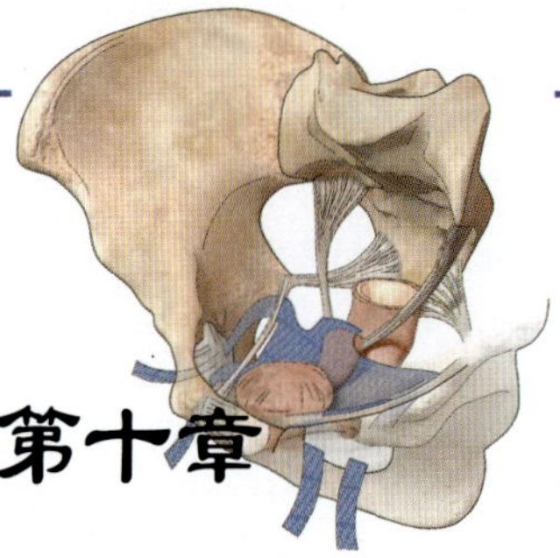

第十章 尿道中段悬吊带术（经耻骨后路径）

阴道无张力尿道悬吊带术

1994 年 DeLancey 提出了压力性尿失禁发生的新机制——“吊床”假说，认为尿道的关闭是通过耻尾肌前部收缩形成“吊床”来完成，正常情况下，腹压增加时耻尾肌收缩，致使“吊床”发生作用而关闭尿道，继而尿道关闭压增高以维持腹压增高下的尿自禁；反之，尿道中段不能形成良好的“吊床”，则腹压增加时不能尿自禁。鉴于“吊床”假说，1996 年瑞典 Ulmsten 等开创了经阴道无张力尿道中段悬吊带术（tension free vaginal tape procedure，TVT）。该手术简单、微创、快捷，据报道目前施行该手术者已逾百万人以上。TVT 方法的出现是治疗压力性尿失禁的手术取得显著进步的一个标志，使用专门的器械使手术过程更加便捷而手术效果更趋理想。

一、相关解剖

女性骨盆底由三层肌肉和筋膜组成，封闭骨盆出口，并承载和支持盆腔内的器官。外层由会阴浅筋膜及肌肉组成，包括会阴浅横肌、球海绵体肌、坐骨海绵体肌和肛门外括约肌。上述肌肉群会合于阴道出口与肛门之间，形成会阴中心腱。中层为尿生殖膈，覆盖在耻骨弓及两坐骨结节间所形成的骨盆出口前部的三角平面上，包括会阴深横肌及尿道括约肌。内层为盆膈，由肛提肌、盆筋膜组成，其内贯穿尿道、阴道和直肠。

1．膀胱的结构及周围组织　膀胱壁由浆膜层、肌层、黏膜下层和黏膜层组成。膀胱的前下方为耻骨联合及闭孔内肌，之间隔着一层疏松的结缔组织及静脉丛称 Retzius 间隙。膀胱的外下部为肛提肌、闭孔内肌及其筋膜，其间有疏松结缔组织称膀胱旁组织，膀胱后面上部覆盖腹膜，即膀胱顶有一小块面积黏着较牢固并连接子宫形成膀胱子宫陷凹。后下壁紧贴子宫及阴道，膀胱颈及尿道上部与耻骨、肛提肌相连的是耻骨膀胱韧带，如该部位损伤可导致膀胱颈位置活动度过大而引起尿失禁。

2．女性尿道相关的盆底组织　女性会阴隔膜下面游离缘由会阴浅横肌、坐骨海绵体肌起自坐骨结节至阴蒂，球海绵体肌起于中心腱，肌肉经阴道两侧分开至阴蒂，耻骨尾骨肌行走于尿道及阴道两侧。正常尿道膀胱的支托组织为耻骨尿道韧带、耻骨尾骨肌结缔组织的盆筋膜腱弓、肛提肌板及部分阴道筋膜。在腹压增加时，提举支托结构的肌肉收缩。耻尾肌收缩向前拉阴道形成“吊床”作用，使近端尿道及膀胱颈闭合，在上述组织松弛起不到“吊床”作用时，尿道就不能闭合而出现尿失禁。

3．尿失禁的临床应用解剖

（1）闭孔的解剖：髋骨由髂骨、坐骨、耻骨构成。三块骨骼由耻骨降支、坐骨升支及后部构成闭孔。闭孔的上方外侧有闭孔血管神经穿过。闭孔有闭孔膜、闭孔内肌、闭孔外肌，外侧有内收长肌、内收肌、内收短肌止于耻骨结节。

（2）膀胱前间隙：在耻骨联合的后方与膀胱之间，有疏松的结缔组织及丰富的静脉丛，这个间隙又称 Retzius 间隙，是做尿道无张力吊带悬吊术时需要通过的间隙。吊带必须穿过盆膈经 Retzius 间隙和腹壁软组织，依靠吊带摩擦力固定在腹壁上。穿刺时一定要避开耻骨联合后方与膀胱之间的静脉丛，以防引起出血和血肿。

（3）尿道括约作用：尿道含有丰富的海绵状结构，表面覆盖黏膜，外面环绕平滑肌和弹力纤维组织，黏膜下遍布纤维平滑肌束和丰富的血管丛。黏膜下层对尿道括约作用起到垫环作用，帮助尿道关闭，周围平滑肌的张力维持黏膜下层内对黏膜压迫以达到对抗尿失禁的作用。

二、手术适应证

1．压力性尿失禁，包括尿道高活动性、尿道内括约肌功能缺陷等。

2．混合性尿失禁。

3．行压力性尿失禁手术失败或复发的。

4．合并膀胱膨出（可同时行阴道修补术）。

5．心、脑、肺功能减退及麻醉风险大的年老体弱者。

6．糖尿病和过度肥胖者。

7．合并有慢性气管、支气管炎，便秘等。

三、手术禁忌证

1. 孕妇和计划怀孕的妇女。
2. 近期接受抗凝治疗或正在服用抗凝药物的患者（需停药10天以上）。
3. 严重尿路感染和有尿道梗阻者。
4. 尿流动力学检查显示膀胱逼尿肌无力者。
5. 髋关节病变导致下肢不能外展者。
6. 患有严重的心、肝、肺、肾等疾病者。
7. 有盆腔手术史者应谨慎选择。

四、术前准备

1．一般术前准备　详细地询问病史，进行系统的全身体格检查及必要的实验室检查和辅助检查，以明确诊断，排除手术禁忌证。并据此确定手术治疗方案，安排手术时间，选择麻醉方式以及针对术中和术后可能出现的问题制订预防措施和应对方案，准备好手术中需要的特殊材料、器械和药物等。患者的生理准备和患者及家属的心理准备，包括医务人员的心理准备都是十分重要的，并就相应的治疗方案要向患者和家属作必要的、详细的解释工作。

2．手术前准备　除急诊手术外，一般患者入院后都需要在完成充分的术前准备工作后再安排手术。有尿失禁者，会阴常有湿疹或皮炎，应先给予治疗，保持局部清洁和干燥，待治愈后再行手术。有些老年患者，子宫及阴道壁脱垂严重，可合并有宫颈、阴道壁的溃疡，术前可给予局部清洁并涂抹雌激素软膏，促进溃疡创面愈合。经阴道手术者，手术前晚及手术当日晨，各行灌肠一次。术前一天，清洁术野皮肤，剃除阴毛并督促患者洗澡。经阴道手术者仅需手术当日禁食。

3．老年患者术前准备　老年有其特殊性，术前准备需更全面、更仔细。对贫血、低蛋白血症者，应积极纠正。有心血管症状的或常规心电图检查有心肌缺血表现者，需行心功能的运动试验以了解心肺的储备功能情况。肾功能低下者，术前、术中、术后对水、电解质及抗生素的使用均要慎重。对长期卧床者，术前鼓励离床活动，有利于预防术后下肢静脉血栓。吸烟者鼓励戒烟，至少术前2周禁烟。联合深呼吸及咳嗽可促进痰液引流及预防术后肺不张的发生。

4．材料　一次性TVT装置包括聚丙烯网带（polypropylene mesh，大小为1.1cm×45cm，厚0.7cm）、膀胱尿道导杆（长40cm，直径0.3cm）和送针器（图10-1）。

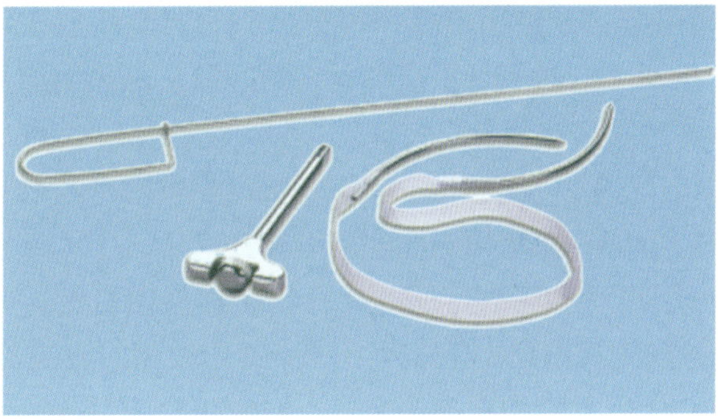

■ 图10-1 TVT手术器械

五、手术操作方法和技巧

1．患者取膀胱截石位，稍微呈头低位使肠管远离盆腔。常规消毒外阴、阴道。充分暴露阴道前壁，于尿道周围的阴道前壁黏膜下注射生理盐水 20ml，如果患者血压情况允许，可于 100ml 生理盐水中加入 5 滴去甲肾上腺素（浓度为 1 ：200 000），并分别向两侧及耻骨坐骨支后方亦注入上述生理盐水 20ml，以便分离合适的层次并减少出血，而且有扩大尿道旁侧窝、推开膀胱的作用。

2．自尿道外口下方约 1cm 处开始纵行切开阴道前壁黏膜全层 2cm（图 10-2）。

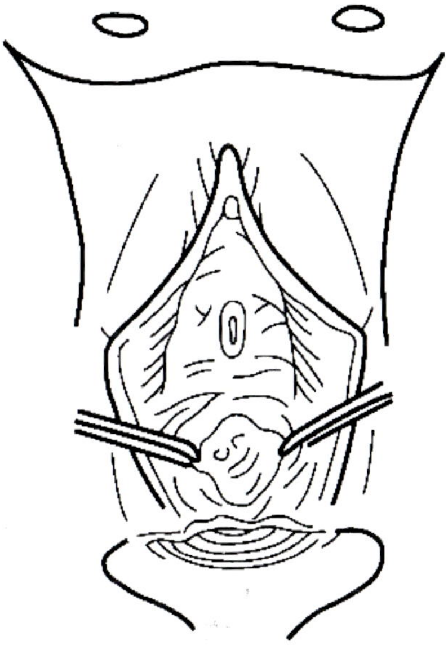

■ 图10-2 耻骨上腹部切口与阴道壁纵切口

3．用鼠齿钳钳夹切开的阴道壁，用组织剪向两侧外上方分离尿道旁侧窝达耻骨坐骨支后方，达到可容纳一个示指尖大小的间隙。分离阴道与尿道时注意分在合适的层次内，不要把阴道黏膜分得过薄。

4．在耻骨联合上缘，腹中线旁约 2 ～ 3cm 处各作一个长约 0.5cm 的皮肤切口。切口及进针路径以 1% 利多卡因浸润麻醉（图 10-2）。

5．完全引流干净膀胱后放置尿道导杆将尿道推向右侧，左手示指放在切口深处约 1cm 保护尿道并且保证阴道黏膜不被穿过，以助推器夹持吊带穿刺针经阴道前壁切口从尿道右侧沿分离的尿道侧窝进入耻骨坐骨支后方，然后向前刺破尿生殖膈，轻轻地紧贴耻骨后向上推进，垂直经过 Retzius 间隙，从耻骨上缘距中线 2cm 处右侧皮肤切口穿出，无需拔出。

6．用尿道导杆将尿道推向右侧，保证吊带不要扭转，同法穿刺左侧。

7．穿刺成功，取出尿道导杆。置入膀胱镜边充水边观察，注意膀胱内腔情况，如有无出血、血肿、赘生物、输尿管开口、膀胱肌小梁等。注意膀胱的侧壁和底部有无穿刺针穿过，确认无膀胱损伤。一旦发现有膀胱损伤应退出穿刺针，排空膀胱，再重复上述穿刺过程。穿刺后再行膀胱镜检查确认无膀胱损伤。

8．耻骨上缘拔出左右穿刺针，同时提拉两侧吊带尾端，可在尿道与吊带间放置一剪间隙为松紧度，以尿道无抬拉变形为宜，达到静息状态时零张力的目的。非全麻者可请患者用力咳嗽，以尿道口可漏尿 1 ～ 2 滴为适宜的吊带放置的松紧度。

9．剪断耻上连穿刺针的吊带（注意暂保留耻骨上一定长度），用鼠齿钳分别钳夹两侧吊带的塑料外套（仍将组织剪衬于尿道与吊带间），以上述的 Mayo 剪控制松紧度，均匀缓慢地用力提拉去除塑料外套。如因提拉去除塑料外套时吊带略有收紧，可适度用力下压衬于尿道与吊带间的 Mayo 剪，调节好松紧度后再移去组织剪。用剪线剪剪去耻上多余的吊带。

10．用 2-0 可吸收线连续缝合阴道前壁切口，可术后即拔除尿管或术后第二天拔除。如术中有膀胱损伤，应留置导尿 3 ～ 5 天，长期开放即可。阴道内放置无菌纱布 24 小时以压迫止血，防止阴道壁血肿形成。耻上切口一般不用缝合，无菌敷料覆盖即可。

六、围术期注意事项

（一）手术注意事项

1．术者应熟悉膀胱颈尿道悬吊带手术的解剖路径。

2．吊带须无张力地放置于尿道中段下方。

3. 术中应小心避开血管、神经和膀胱。术后可能出现耻骨后出血，应仔细观察，及时处理。

4. 为减少术中膀胱损伤，术中麻醉要满意，保证下腹部松弛；穿刺前先确定耻骨联合上穿刺点并切开皮肤及皮下组织；穿刺时穿刺针尽可能紧贴耻骨后，以耻骨联合上的穿刺点为引导方向，与尿道呈 45° ～ 60° 穿刺进针。

5. 尿路感染者应在治愈后手术。抗凝血治疗者应在停止抗凝治疗至少一周后手术。

（二）术后注意事项

1. 导尿管及尿量观察　TVT 手术涉及尿道、膀胱，可引起水肿，同时由于全麻药物的作用，术后短期内不能自行排尿，故应留置导尿管 24 小时。充分引流尿液使膀胱始终处于空虚低压状态，有利于创口愈合。拔除尿管后要行 B 超膀胱残余尿测定，如超过 100ml 时，仍应继续放置导尿管直到能自然排尿为止。局麻者术后不需留置导尿管而让自行排尿，适当应用抗生素预防感染。

2. 体温　术后 24 小时内的体温升高多系手术创伤引起的反应热。如为 38℃以内的低热，属于正常手术反应，不需临床特殊处理。如发现术后 24 小时以后体温突然升高，并持续不降，应根据发热的时间和是否有切口及相应系统的症状，进一步检查并明确诊断，积极地给予相应的处理。

3. 镇痛　麻醉作用消失后，切口在外界刺激下会出现疼痛。例如咳嗽、翻身时会加剧切口疼痛，因此患者往往心情烦躁、不能入睡、不愿变换体位，这样不利于术后恢复。切口疼痛在术后 24 小时内最为明显，2 ～ 3 天后疼痛会明显减轻。对于 TVT 手术，术后口服镇静、止痛药物即可取得较好效果。

4. 术后禁重体力活动 3 ～ 4 周，禁性生活 3 个月。术后 2 周后可恢复正常活动。

七、手术并发症

1. 出血　出血大多为术时血管结扎不牢而滑脱、原痉挛的断端小动脉舒张、电凝止血不彻底或凝血功能异常所致。依出血部位分为腹腔内出血、腹膜后出血、阴道残端出血及切口渗血。TVT 手术主要表现为切口渗血，因易于观察发现，一般出血量不多即可察觉，100 ～ 200ml 即可引起足够重视。切口渗血可采取加压包扎的方法止血，加压后，血管阻力增大，出血停止。

2. 膀胱、尿道损伤　发生率为 4.0% ～ 6.8%，有外科手术史者可达 30%，为弧形针穿刺时或分离尿道旁隧道时形成一个假的通路，或穿孔通路未确认好引起膀胱、尿道的损伤。据国外文献报道多见于有过压力性尿失禁手术史者。膀胱、尿道损伤的主要临床表现是：阴道壁切口或腹壁穿刺点处有液体流出，但在膀胱不充盈或者穿孔较小时，渗液并不明显。因此每一侧穿刺后需行膀胱镜检查，特别注意观察膀胱的两侧壁和膀胱底部以避免遗漏。当术中发现膀胱损伤后，一般通过拔出穿刺针再次穿刺，并延长留置导尿的时间至 3 天即可。为减少术中损伤的发生，术中穿刺前一定要排空膀胱；穿刺时弧形针走向需尽可能紧贴耻骨后，以耻骨联合上缘的穿刺出点为引导方向，与尿道呈 45° ～ 60° 穿刺进针较为安全；穿刺后膀胱镜检查确认。对既往有尿道悬吊手术及盆腔手术史的患者，其盆底解剖位置会有所改变，应请有丰富经验的医生操作。

3．术后“尿路症状”如排尿困难、尿急迫、尿频等　发生概率很小，发生与术后吊带移位有关。术后早期的排尿困难多系尿道水肿所致，持续导尿 1 周多可治愈，经尿道理疗和下压松解吊带对缓解尿潴留有帮助。4 周后仍然尿潴留者，可在局麻下经原切口行简单的经阴道吊带松解术或者吊带剪断术。尿潴留是术后并发泌尿系统感染的常见病因，感染可起自膀胱炎，上行感染引起肾盂肾炎。术后留置导尿，无论是短期还是长期导尿，导尿管相关的感染率约为每日 5%。大肠埃希菌仍是最常见的致病菌。无症状的导尿管相关性尿路感染一般不主张大量应用抗生素治疗，因为抗生素不仅不能起到预防的作用，还容易增加细菌耐药的机会。对于有症状的尿路感染，则应积极处理，以预防感染上行造成急性肾盂肾炎的发生。下尿路感染的主要症状为尿频、尿急、尿痛，有时尚可有排尿困难，尿常规检查有较多的红细胞和脓细胞，一般都无全身症状。上尿路感染的主要表现有高热，为间歇热伴有腰酸、肾区疼痛、血象增高，中段尿作镜检可见大量脓细胞和细菌。抗生素治疗通常有效，至于是静脉给药还是口服用药则取决于患者的临床表现。用药前需行尿液细菌培养及药敏试验，在细菌培养出结果后再更改敏感的抗生素。

4．耻骨后血肿　发生率约 0.5%，为穿刺损伤血管所致，TVT 手术后可 B 超检查排除耻骨后血肿。有血肿一般可保守处理成功。Primicerio 等于 1999 年报道 1 例术中损伤髂外静脉需修补的病例，穿刺时应注意不要过度外偏以免损伤髂血管。

5．吊带侵蚀和暴露　主要发生于使用如尼龙、涤纶、Gore-Tex、Teflon 等吊带材料者，聚丙烯材料较少见。最常见的侵蚀部位为阴道壁。其发生原因与阴道壁局部感染、补片或吊带材质、手术者的手术方法和缝合技巧有关。阴道部位的网片或吊带侵蚀可以是无症状性的，但多数会有阴道流液和流血。这两种症状都会由于性生活而加重。通过阴道窥诊，在阴道中能够看到暴露的网片或吊带局部。小面积的网片外露称之为暴露，临床处理可修剪暴露出的网片及局部阴道壁肉芽组织后自然愈合。网片外露于膀胱和直肠的面积大于 1cm 者，称为侵蚀，比较罕见。侵蚀膀胱者可有典型症状，如为排尿疼痛、血尿、反复尿路感染、急迫性尿失禁等。可通过膀胱镜检查明确诊断并治疗，处理上建议手术时麻醉下剪除外露的吊带，松解周边阴道黏膜组织并缝合之。

6．切口感染　切口感染是指清洁切口和可能污染切口并发感染。切口感染的原因除了细菌侵入外，还受血肿、异物、局部组织血供不良、全身抵抗力削弱等因素的影响。未能很好地做到无菌和止血，尤其应用合成材料时包装破损，也可引起感染。其临床表现为术后 3 ～ 5 天，切口疼痛加重，或减轻后又加重，切口局部有红、肿、热和压痛，或有波动感等典型体征，并可伴有体温升高、脉率加速等全身症状。实验室检查可有白细胞计数增多、中性粒细胞比例增高。诊断有疑问时，可以作超声检查或在超声引导下作局部穿刺或拆除部分缝线后敞开切口，进行观察。凡有切口渗液者，均应取标本送细菌培养及药敏试验，以便明确感染细菌类型，并为选择有效的抗生素提供依据。预防切口感染除严格执行无菌技术外，重要的是在缝合腹壁脂肪层时，必须彻底电凝止血，防止发生血肿。脂肪层缝合切忌留下无效腔，缝线间距恰当，结扎要松紧适宜。对有切口感染高危因素者，术后需选用广谱抗生素预防感染。

7．盆腔感染　多见于原有盆腔感染基础病变者，术后局部小血肿的形成、创面渗血、渗液的刺激，再加上术后抗生素剂量不足或疗程不足，都可诱发盆腔感染。发病多在术后 5 天左右，多数合并发热，并出现下腹部、盆腔及背部、腰部疼痛及酸胀等症状。对高度怀疑盆腔感染的患者，应行肛门检查，了解盆腔有无囊实性包块，有无增厚、触痛等。对于早期盆腔局限性血肿，还需通过 B 超检查明确。如有局部脓肿形成，需行穿刺引流术，能在 B 超引导下穿刺引流疗效更好。脓液一经排出，全身症状即可缓解。盆腔感染多为混合性细菌感染，对高热伴有腹胀、腹痛的患者，应排除肠管损伤可能，可通过腹部 X 线平片、腹穿及后穹窿穿刺明确，如穿刺物有粪臭味，需立即请外科医师会诊明确诊断、剖腹探查。尚需静脉补液，以补充能量及维持水、电解质平衡。抗生素需选用能同时兼顾抗厌氧菌及抗需氧菌的药物。

8．其他　静脉血栓、闭孔神经损伤等，较罕见。

八、手术经验荟萃

据大量随访和随机对照研究报道，对压力性尿失禁的治愈率达 85% ～ 90%；对混合性尿失禁和既往尿失禁手术失败者的治愈率也可高达 80%。TVT 手术的优点是：手术切口小、疼痛轻、出血少、术后恢复快、住院时间短、复发率低。手术最大的进步在于提高了吊带无张力置放的新观念，降低了术后排尿困难、尿道侵蚀等并发症，提高了手术治愈率。由于手术可在局麻下进行，使许多心脑肺功能减退、麻醉风险大、糖尿病、过度肥胖者都能接受手术，扩大了手术适应证，且术中患者清醒，可保证术者在术中将吊带的松紧度调整到适宜程度。另外，使用的吊带具有特殊的网状结构，可产生摩擦力而固定在组织内，使得操作简单、不需缝合固定。

经耻骨上膀胱尿道悬吊带术

经耻骨上膀胱尿道悬吊带术（suprapubic arch sling，SPARC）与 TVT 手术原理相近，但操作路径不同。其与 TVT 手术的不同之处在于，TVT 术吊带的穿刺针是经阴道向上从耻区穿出；而 SPARC 术的穿刺针是经腹部向下从阴道穿出（图 10-3）。与传统的针穿线悬吊术相比，SPARC 术采用耻骨后路径进入，减少了对膀胱、血管和神经等的损伤。手术可在局麻下进行。

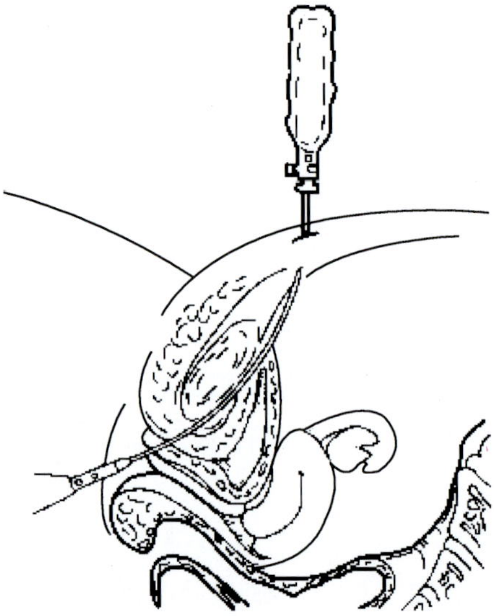

图10-3　SPARC手术吊带穿刺路径

一、手术相关解剖、适应证、禁忌证、术前准备、术后注意事项、并发症等与 TVT 相同

二、手术操作方法和技巧

1．在阴道前壁距尿道内口约 1cm 处，做一个长 1.5cm 的横行切口，向阴道两侧分离，以便手指进入，接应来自耻骨上切口的穿刺导针。

2．在耻骨联合上缘中线两侧分别做两个 0.5cm 的腹部切口，两切口相距 4 ~ 5cm。分离阴道和尿道间隙与经阴道途径相同，只是在分离尿道旁侧窝时要足够，大到可容纳一个示指尖并能触及耻骨坐骨支形成阴道隧道。

3．排空膀胱后，操作者手握腹部阴道针柄，另一只手固定穿刺器的基底，针尖放入耻骨上缘皮肤切口内，稍向下用力即可穿过腹直肌筋膜，一只手的示指放入同侧尿道旁侧窝内。穿刺器的针尖紧贴耻骨后向下推进直至阴道隧道内的示指触及针尖，就可以在示指的引导下，将针穿过尿生殖膈从阴道引出。以同样的方法在对侧穿刺第二根导针。

4．膀胱镜检查，确定穿刺针未损伤膀胱、尿道。

5．将聚丙烯吊带连接到从阴道切口穿出的导针上，调整吊带平直、无张力地放置在尿道中段后除去吊带的塑料保护套膜，可使用吊带上的张力调节缝线，进一步调整张力。

6．缝合阴道前壁切口、留置导尿以及其他步骤与 TVT 操作相同。

三、手术注意事项

1．调整吊带适宜的松紧度是手术成败的关键，吊带应无张力地放置在尿道中段下方。

2．在调整到理想位置之前不要除去塑料保护套膜和剪去吊带上的张力调节线，一旦除去就很难再进行调整。

3．不要随意用锐器钳夹、打折聚丙烯吊带，以免损伤。

（王雪影　马　乐）

参考文献

1．马乐，朱兰．妇科泌尿学．北京：科学出版社，2009.
2．马庆良．女性尿失禁的盆底解剖生理与治疗对策．实用妇产科杂志，2005，21（3）：110-142.
3．窦晓青．女性压力性尿失禁的诊断与治疗——女性盆底解剖结构．山东医药，2006，46（24）：89.
4．朱亚飞，何林生，刘丝荪．TVT-O 和 TVT 治疗单纯女性压力性尿失禁的疗效对比：立足随机对照试验的 Meta 分析．现代妇产科进展，2007，16（10）：760-764.
5．朱光炜．女性压力性尿失禁的治疗现状．右江民族医学院学报，2006，2：302-304.
6．史本康，周尊林，张东青，等．女性压力性尿失禁的综合治疗．现代妇产科进展，2005，14（2）：87-89.
7．林哲，张海滨，王健，等．阴道无张力尿道中段悬吊带术治疗女性压力性尿失禁的临床观察．当代医学，2010，16（13）：99-100.
8．朱兰．与压力性尿失禁手术相关的应用解剖和手术技巧．中国实用妇科与产科杂志，2009，25（3）：178-180.

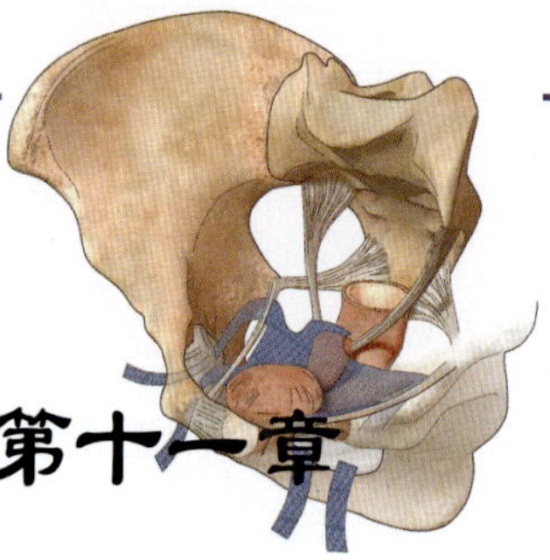

第十一章 阴道无张力尿道中段悬吊术（经闭孔路径）

经闭孔阴道无张力尿道中段悬吊带术（trans-obturator tape，TOT），手术在局部麻醉加静脉麻醉或硬膜外麻醉下完成。TOT 手术为法国 Georges Mellier 医生于 2002 年创造，其闭孔穿刺方向为“外→里”；2003 年法国 Tayrac R 医生将闭孔穿刺方向改为“里→外”。由于解剖位置的不同，与耻骨后途径的 TVT 术相比，放置体内吊带相似“U”形吊带更趋平缓。手术紧贴两侧闭孔穿出，避免了膀胱损伤，同时缩短了穿刺路径，从而减少了髂血管的损伤。阴道无张力尿道中段悬吊术（经闭孔路径）（TVT-O）具有操作简便、创伤小、吊带悬吊程度可随意调整，尤其无膀胱损伤并发症等优点，故对年老有内科合并症的患者具有广泛的应用前景。

一、相关解剖

1．女性尿道　女性尿道长约 3 ～ 4cm，尿道内括约肌由膀胱的平滑肌组成，尿道外括约肌由横纹肌形成。尿道内括约肌不是环状而是半环状，一部分肌纤维由膀胱颈部前方向后方呈马蹄状包卷，其肌纤维组织移行膀胱后壁；另一部分肌纤维由膀胱颈的后方向前方包卷，肌纤维移行膀胱前壁（图 11-1）。肌束收缩时，将尿道内口向后压迫而闭锁，而不是环形如口袋样收缩。尿道括约肌的随意肌附着于阴道侧壁，然后交叉经过阴道与尿道之间呈环形围绕尿道。尿道括约肌也附着于耻骨联合的后侧，环形肌围绕尿道的后缘，因此尿道被拉向耻骨联合的后面。

正常情况下，膀胱膨胀时，膀胱前壁及左右侧壁向下扩张，膀胱越膨胀，越向尿道口呈切线状压迫，越不易引起不随意的排尿。压力性尿失禁患者因尿道膀胱颈部下降，使得尿道后壁与膀胱间的角度消失，尿道后壁与膀胱三角之间呈一平面，尿道内口松弛呈漏斗状，尿道亦扩张，严重者坐立或静卧位状态下，亦有溢尿出现。

2．闭孔窝解剖 闭孔窝解剖结构较为复杂，其由骨性结构耻骨、坐骨和髂骨组成，围绕闭孔窝内侧缘分布有闭孔血管，闭孔窝由内向外解剖结构有闭孔内肌、闭孔膜、闭孔外肌和内收肌等（图 11-2）。

经闭孔途径手术的主要目的是加强耻骨尿道韧带的功能，通过吊带将中段尿道正确地固定在耻骨上，中段尿道的固定可使耻骨尿道韧带功能恢复，同时增强尿道下阴道壁的“吊床”作用及其与耻尾肌的连接，形成新的“吊床”（图 11-3）。

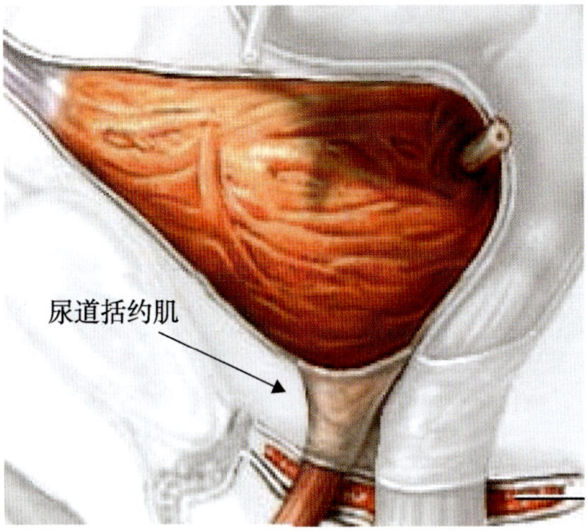

■ 图11-1 尿道括约肌

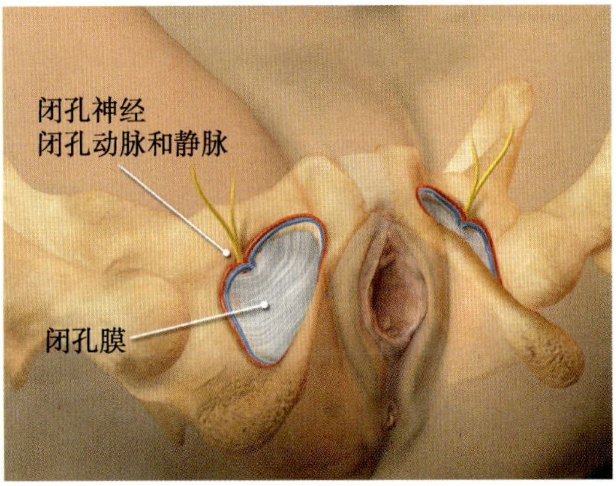

■ 图11-2 闭孔血管和神经

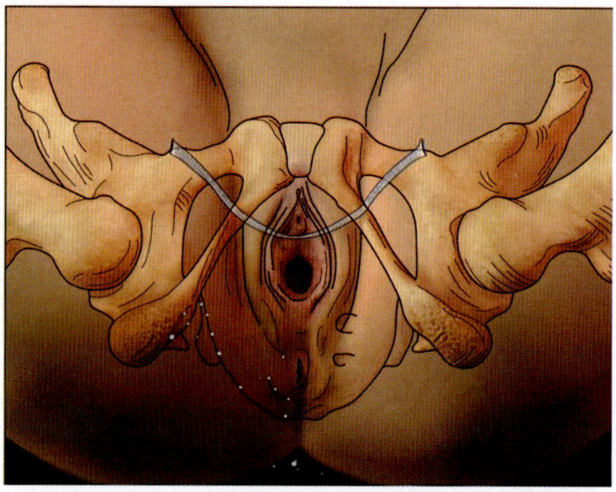

■ 图11-3 经闭孔尿道中段悬吊带示意图

当腹压增加时，吊带对尿道形成强有力的支托，而放松时吊带则无张力地处于尿道下方，不影响尿道功能。尿道中段的稳定可以使近膀胱颈的近段尿道得到稳定。

二、手术适应证

1．中、重度压力性尿失禁。
2．中、重度混合型尿失禁。
3．复发性尿失禁。
4．盆腔脏器脱垂需手术治疗合并有压力性尿失禁症状者。
5．尿道内括约肌缺陷（尚有争议）。

三、手术禁忌证

1．逼尿肌无力。
2．膀胱出口梗阻。
3．急迫性尿失禁。

四、术前准备

1．术前清洗腹壁及会阴部皮肤，同阴式手术。
2．肠道准备，灌肠。
3．术前晚 10 时后禁食、水。
4．术前晚给镇静剂使患者安静入睡。
5．有阴道黏膜破损或溃疡，痊愈后方可手术；绝经后患者可局部短期应用雌激素。

五、手术操作方法和技巧

1．标志会阴部穿刺部位　沿阴蒂水平标记一水平线，耻骨降支外侧约 2cm，与尿道中段的角度大约呈 30° ～ 45° 处为闭孔窝穿刺点。

2．在尿道中段下方阴道前壁黏膜中线做一 2 ～ 3cm 切口，在两侧阴道黏膜下分离尿道旁组织，直至剪刀尖碰到坐骨耻骨支的中间部分，使术者的手指能够轻轻触到骨性标记（图 11-4）。

3．穿刺并放置吊带　在一侧用弧形穿刺针经阴蒂旁切口依次穿过皮下组织和皮下脂肪、股薄肌、内收短肌、闭孔外肌、闭孔膜、闭孔内肌、尿道旁盆腔内筋膜和阴道隧道，到达坐骨耻骨支的侧方，术者另一手指放在尿道旁隧道内，当器械绕过坐骨耻骨支，穿过闭孔肌和闭孔膜，会遇到术者的手指，在手指的引导下直至从尿道侧方穿出。将吊带连接于穿刺器械上，经尿道两侧的隧道和闭孔膜，再从阴唇外侧切口拉出。另一侧同样方法操作。这种方法是由外向内，通称外向内路径经闭孔悬吊带术。另一穿刺方法是由阴道切口，即尿道旁穿刺，经由闭孔窝各层组织在阴蒂水平的闭孔内上缘的皮肤处穿出，这种方法是由内向外，又称内向外路径经闭孔悬吊带术（图 11-5）。

4． 调整吊带张力　以一把剪刀的间隔使其在尿道下方处于无张力、无扭转状态（图 11-6）。

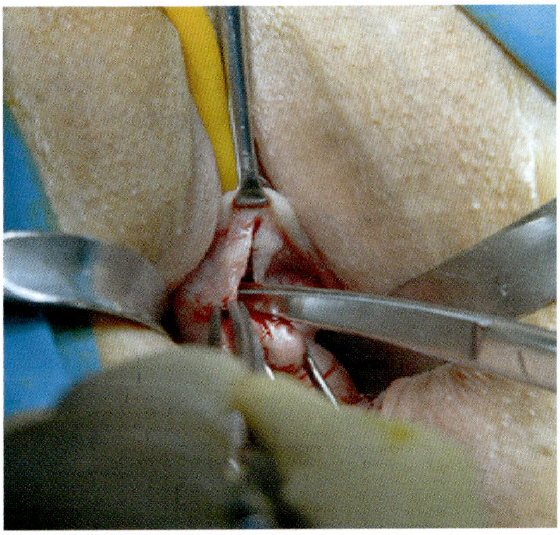

■ **图11-4**　尿道下方切开阴道前壁黏膜，向两侧分离

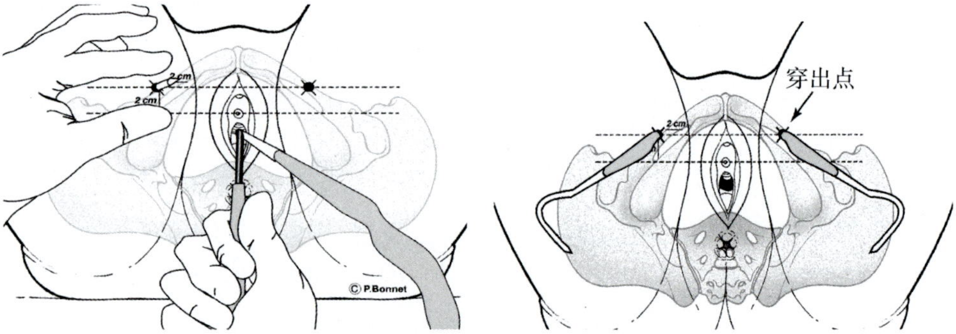

■ 图11-5　经阴道由内向外穿刺路径

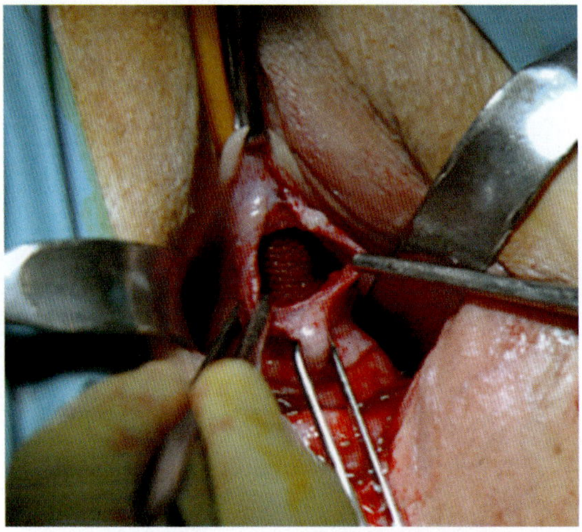

■ 图 11-6　调节吊带于张力状态

5．剪除体外的吊带　去除吊带外包绕的塑料套，在皮肤水平以下剪掉两侧吊带，可吸收线缝合阴道和皮肤伤口。

六、围术期注意事项

（一）手术注意事项

1．确定尿道长度　如何将吊带准确放置于尿道中段是手术能否达到预期效果的一个关键因素。任何数字都不能替代每一位患者个体的实际差异。因此，我们的做法是术中测量尿道长度。方法很简单，置入导尿管，向尿管球囊注入生理盐水，血管钳紧贴尿道外口钳夹导尿管，抽出生理盐水，拔除导尿管后重新将生理盐水注入球囊，测量球囊底端距离血管钳钳夹部位的长度，即尿道的长度。

2．尽量减少对尿道下方组织的破坏　分离阴道前壁黏膜时，应从尿道旁分离，尽量减少对尿道下方组织的损伤，保障尿道正常的血供，对于手术效果及患者排尿症状有一定影响。

3．术中穿刺时应注意排空膀胱，减少膀胱损伤。

4．有条件的医院可以在穿刺完毕后，行膀胱镜检查，除外膀胱及尿道穿刺损伤。

（二）术后注意事项

1．如同时行阴式子宫切除术和（或）阴道前后壁修补术，术后护理同阴式子宫切除术和阴道壁修补术。

2．如仅行经闭孔尿道中段无张力悬吊带术，则保留尿管 12 ～ 24 小时，预防性应用抗生素 24 ～ 72 小时。

3．拔除尿管后，应测量膀胱残余尿。

七、手术并发症

1．尿道感染　可能与术中反复导尿操作相关，术前半小时即给予抗生素预防感染可有效降低该并发症。

2．暂时性排尿困难　发生率比较低，文献报道大约为 1% ～ 3%，术前细致全面的检查可以成功预测哪些患者术后会发生膀胱排空异常，如术前发现膀胱逼尿肌无力或尿道出口梗阻等。此外，重度阴道前壁脱垂修补时，剥离面过大，以及过度修补可能延长正常膀胱排空的时间。发生排尿困难者，多主张继续保留尿管 3 ～ 5 天，多数患者可恢复正常排尿。如果持续排尿困难，出现严重尿潴留，应认真检查是否存在吊带过紧等，如属吊带过紧，可以用 6-8 号扩宫棒扩张尿道并下压。如仍无效，建议留置尿管至术后 3 ～ 4 周，待瘢痕形成后再剪除吊带。

3．阴唇外侧和大腿内侧部位疼痛或烧灼感　可能与术中穿刺经过局部肌肉（内收肌）、筋膜组织有关，多不需特殊处理，观察 5 ～ 7 天即逐渐缓解。

4．闭孔间隙血肿或脓肿　非常少见，可能与穿刺器穿过闭孔时远离耻骨、损伤闭孔血管所致，小的血肿可局部压迫，应用止血药治疗，多能控制出血。要应用抗生素预防感染。如遇大的血肿或脓肿形成，则主张手术清创处理。

5．膀胱损伤　相当少见，可能发生在膀胱膨出很大的情况下或术者使用穿刺器穿过坐骨耻骨支时。术中穿刺时，要排空膀胱，并注意避开尿道。一旦发现膀胱穿刺损伤，且吊带经由膀胱穿出，即应立即手术，去除膀胱内的吊带，留置尿管持续开放 7 ~ 10 天。

八、手术经验荟萃

1．充分暴露闭孔窝　患者体位取膀胱截石位并抬高下肢使髋关节垂直屈曲，可使穿刺路径清晰，便于穿刺，尤其是肥胖患者。

2．吊带穿刺角度　两侧穿刺方向均为斜上方 45°，向内 45°，使两侧构成 90° 角，可减少术后吊带对尿道侧方及尿道功能的影响，减少术后尿潴留的发生。

3．熟悉局部解剖　穿刺时紧贴耻骨降支穿过闭孔膜，可最大限度减少闭孔血管和闭孔神经损伤的概率。闭孔管位于闭孔外上方，闭孔管内有闭孔血管和闭孔神经，所以吊带穿过闭孔膜的位置越靠近闭孔管，损伤闭孔血管和闭孔神经的风险越大。

4．穿刺出点应尽量靠近闭孔内侧，避免穿刺针和吊带经过内收肌，引起术后大腿内侧疼痛。

5．调整吊带松紧度　吊带放置于尿道中段下方应无张力、无扭转。吊带的松紧度以保持一组织剪尖端的间距为宜。吊带的松紧度调整应在抽出塑料袋之前，否则吊带粗糙的边缘将增加调整的难度。吊带的放置应强调无张力。过紧将抬高尿道及膀胱颈，造成术后尿潴留和排尿困难；过松不能起到加强“吊床”的作用，影响手术效果，尿失禁将持续存在。

6．先行完成其他手术　如需同时完成阴道前壁修补或盆底重建手术，应在 TVT-O 之前完成，并尽量选择不同切口，以防止吊带移位，影响手术效果。

7．重视围术期管理　术前内科合并症的控制非常重要，例如血糖、血压的稳定，慢性咳嗽、呼吸系统疾病以及便秘等的治疗，以提高手术安全性和疗效。

（王建六）

参考文献

1．钟世镇．临床应用解剖学．北京：人民军医出版社，1998，460-461.

2．刘新民．妇产科手术学．3 版．北京：人民卫生出版社，2003，626.

3．王建六主译．妇科泌尿学与盆底重建外科．北京：人民卫生出版社，2008，182-194.

4．陆叶，姚海蓉，杨欣，等．TVT-O 治疗女性压力性尿失禁 105 例分析．实用妇产科杂志，2010，23（3）：199-202.

5．罗新．女性压力性尿失禁手术治疗的发展进程及术式评价．中国实用妇科与产科杂志，2007，23（4）：317-320.

6．Ho MH，Lin LL，Haessler AL，et al．Tension-free transobturator tape procedure for stress urinary incontinence. Curr Opin Obstet Gynecol, 2006, 18 (5): 567-574.

7. Cetinel B, Demirkesen O. Risk factors influencing the complication rates of tension-free vaginal tape-type procedures. Curr Opin Obstet Gynecol, 2005, 17 (5): 530-534.

8. Novara G, Galfano A, Boscolo-Berto R, et al. Complication rates of tension-free midurethral slings in the treatment of female stress urinary incontinence : a systematic review and meta-analysis of randomized controlled trials comparing tension-free midurethral tapes to other surgical procedures and different devices. Eur Urol, 2008, 53 (2): 288-308.

9. Daneshgari F, Kong W, Swartz M. Complications of mid urethral slings : important outcomes for future clinical trials. J Urol, 2008, 180 (5): 1890-1897.

10. Murphy M, van Raalte H, Mercurio E, et al. Incontinence2related quality of life and sexual function following the tension2free vaginal tape versus the "inside2out" tension2free vaginal tape obturator. Int Urogynecol J Pelvic FloorDysfunct, 2008, 19 (4): 481-487.

11. Elzevier HW, Putter H, Delaere KP, et al. Femal sexual function aftersurgery for stress urinary incontinence : transobturator suburethral tapevs. tension2free vaginal tape obturator. J SexMed, 2008, 5 (2): 400-406.

12. Panel L, Mares P, de Tayrac R.Urinary incontinence, should fertile women undergo surgical procedure. Gynecol Obstet Fertil, 2009, 37 (2): 167-171.

13. Natale F, La Penna C, Saltari M, et al. Voiding dysfunction after anti-incontinence surgery. Minerva Ginecol, 2009, 1 (2): 167-172.

14. Long CY, Hsu CS, Wu MP, et al. Comparison of tension-free vaginal tape and transobturator tape procedure for the treatment of stress urinary incontinence. Curr Opin Obstet Gynecol, 2009, 21 (4): 342-347.

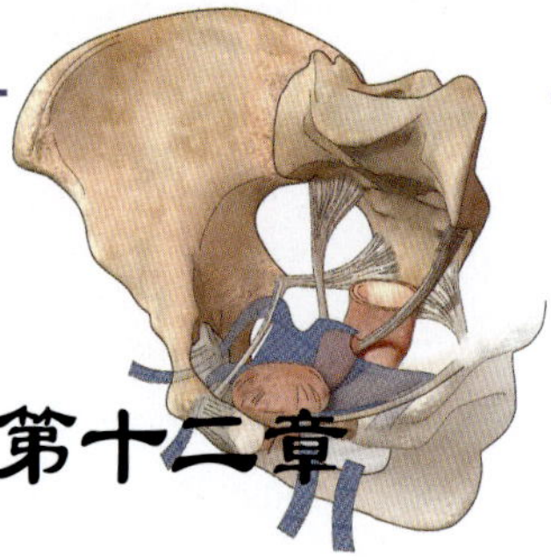

第十二章 尿道中段悬吊带术（单阴道切口路径）

压力性尿失禁的治疗自20世纪90年代经阴道尿道无张力吊带（TVT）系列产品问世以来，一直在推出更新换代的产品，第一代是TVT产品，第二代是2003年推出的经闭孔系统（TVT-O），最新一代的经阴道单切口路径的尿道中段悬吊带是由强生公司于2007年推出上市的TVT-Secur系统，该产品在2008年6月在中国大陆市场上市。目前在国内市场有TVT-Secur的应用，本文仅对TVT-Secur相关的技术作一介绍。

TVT-Secur区别于前两代经耻骨后和经闭口的穿刺路径，新一代的产品不再穿刺出皮肤。吊带仅有8cm长度，系统由网片、植入翼、指垫、保护套和释放丝组成（图12-1）。网片仍同第一、二代。穿刺系统和以往的产品最大的区别是设计了一个丙交酯910（薇乔）和聚对二氧六环酮（PDS缝线）的可吸收缝合垫（图12-2），起到局部固定网片的作用，可吸收的缝垫在12周内慢慢吸收，使得网片能和组织结合在一起。

TVT-Secur分为两型，一种是耻骨后的U型，另外一种是穿刺向闭孔的吊床（Hammock）型（简称H型）。H型的吊带是将网片的翼固定在闭孔内肌上，起到支持带的作用，而U型的吊带是固定在耻骨后的尿生殖膈上，利用压迫起效。H型产生梗阻症状较轻，也较少发生一些新的急迫症状，但是成功率相对来说也低些。

和前两代阴道无张力吊带相比较，TVT-Secur的优点如下：

1．微创　相比于第一、二代抗尿失禁手术，患者体内的植入材料更少，穿刺的组织更少，对组织的损伤也减少了，避免了肠道和血管神经的损伤。

2．需要解剖的距离减少　与第一、二代抗尿失禁手术相比较，仅需要在尿道口下方1cm做一个1.5cm的切口即可。

3．术后疼痛减少　术后患者发生腿部疼痛的机会明显降低，神经损伤的机会也较少。

4．对组织的穿刺损伤减少　整个吊带长8cm，采用特殊放置的方式，术者操

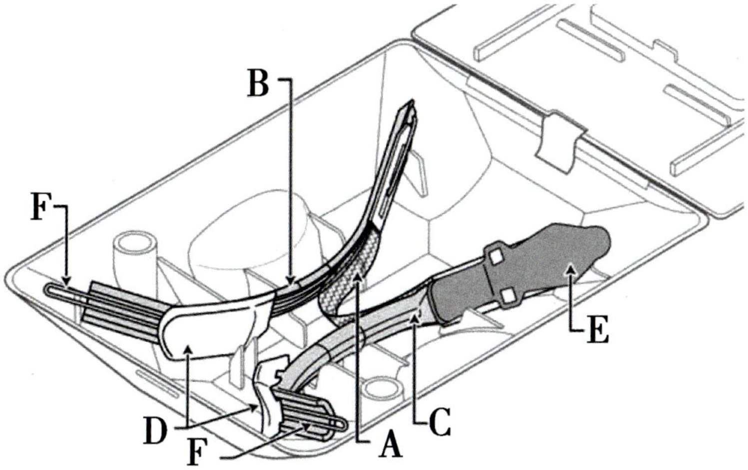

■ 图12-1 TVT-Secur的结构

A：悬吊带；B：未保护的植入翼；C：保护的植入翼；D：指垫；E：保护套（在置入前需摘除）；F：释放丝

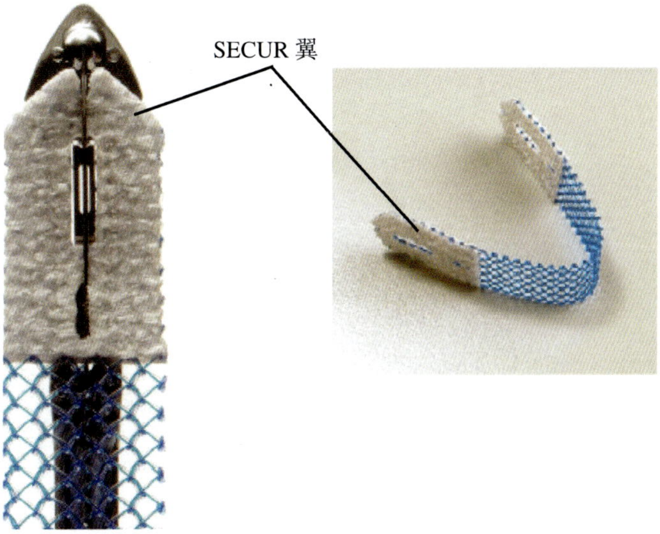

■ 图12-2 置入翼的顶部网片衬以可吸收缝合纱

作更加方便。

5．可根据患者的情况自由地调整悬吊带的张力。

6．恢复更快　因为损伤较少，患者术后住院时间更短，恢复工作的时间更短。

一、相关解剖

因为穿刺的路径与经耻骨后路径和经闭孔路径相比较更短，TVT-Secur 手术相关的解剖可参考前面相关的章节。

二、手术适应证

TVT-Secur 主要适用于尿道高活动性所致尿失禁，U 型还可适用于尿道内括约肌功能障碍所导致的尿失禁。

三、手术禁忌证

1．妊娠。

2．计划妊娠。

3．尚处于生长发育期。

4．生殖道、泌尿系统急性炎症。

5．抗凝治疗中。

四、术前准备

1．尿动力学评估　同耻骨后路径和经闭孔路径。

2．术前给予适量的镇静剂。手术可以在门诊或住院完成。

3．术前的心理辅导　应向患者进行相应的教育，告知手术相关的并发症以及手术后的效果。

4．患者如果有慢性咳嗽和便秘等因素，应该在术前寻找相关科室会诊并给予治疗。

5．患者如存在肥胖或者超重的情况，术前降低体重有助于术后的恢复。

五、手术操作方法和技巧

1．手术的麻醉选择：患者可在局麻、区域阻滞麻醉或者静脉全麻下进行。

2．体位：患者应该置于膀胱截石位，维持手术床、身体与地面平行。在手术前对患者进行体位相关的教育有助于术中体位的完成。

3．插入尿管或者排空膀胱。

4．在阴道前壁尿道口开口下方约 1.0cm 处做一个 1.5cm 的纵向切口，Allis 钳钳夹阴道壁。剪刀向两侧阴道壁平行或斜上方（45°）做锐性和钝性分离约 1cm，达耻骨降支，不进一步深分离闭孔内肌。

5．用针持夹住没有塑料保护套的一侧植入翼（图 12-3），针刺钳夹的时候注意要将植入翼上的释放丝一并夹住，并保持针刺的方向与植入翼的尾部一致。另外一侧植入翼的塑料保护套先不取出。

U 型和 H 型操作步骤有些不同，以下分别说明。

U 型手术分步解析如下：

1．持针刺在一个直立的位置（图 12-4），植入翼向右侧斜向上方（与纵向保持 45° 的夹角）朝对侧肩部的方向穿刺。推进植入翼，直至抵触到耻骨的下缘。继续推进植入翼，穿刺尿生殖膈，保持植入翼的尖端始终与耻骨的后缘接触。

2．去掉另外一侧植入翼的保护套（图 12-6），同法穿刺左侧的植入翼。

3．调整在尿道中段下方的悬吊带，避免扭曲，保持一定的张力，如需调整张力，通过针刺握住植入翼以后进行（图 12-7）。通过咳嗽或者其他方法评估悬吊带的张力。最后调整的位置使得植入翼和悬吊带的位置如图 12-8 所示，实际操作中双侧并不要一定对称。理想吊带放置的张力大于第一、二代吊带，应见吊带紧贴下方组织的“枕头”效应。

4．膀胱镜检查了解有无膀胱和尿道的损伤。如果发现有穿刺损伤，必须要将植入翼取出重新进行评估。

5．如果对悬吊带的位置满意，用针刺或止血钳夹出一侧的释放丝（图 12-9）。

6．取出植入翼的时候需小心，用旋转倾斜的方法有助于取出植入翼。用一条形的压板有助于固定悬吊带的位置。在取出另外一侧植入翼的时候需要再次确认悬吊带的位置，避免移动。

7．关闭阴道黏膜的切口。

H 型手术分步解析如下：

1．针刺握住植入翼，保持针刺手柄与水平面平行（图 12-10），植入翼向耻骨降支方向穿刺（图 12-11），使得最终尖位于患者 9 点的位置，推进植入翼与耻骨降支保持接触，直至进入闭孔内肌。如果推进 3 ～ 4cm 后遇到骨的阻力，应调整方向后再穿刺。

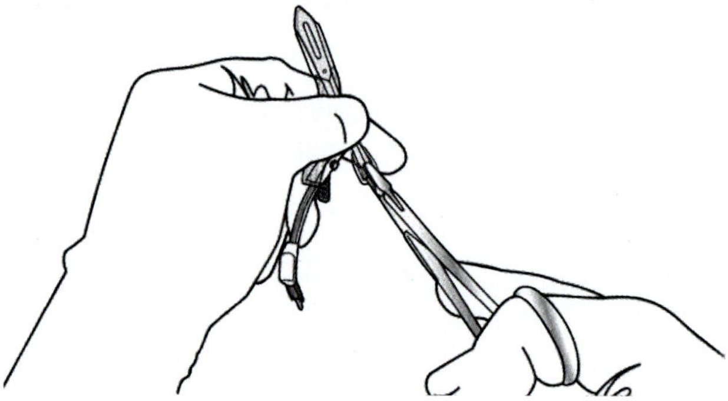

■ 图12-3 用针刺夹住植入翼的尾部，一并夹住释放丝

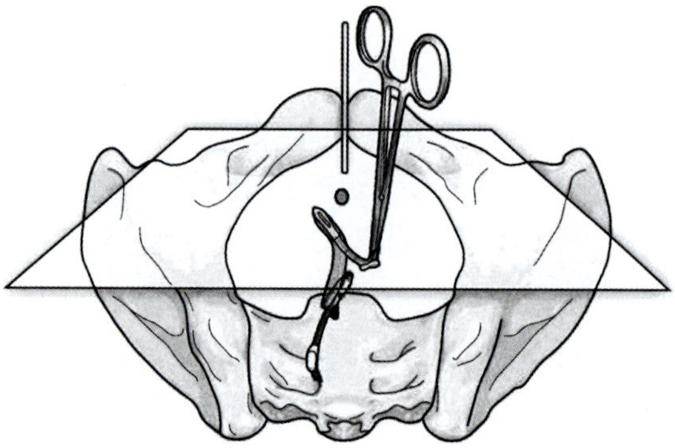

■ 图12-4 保持针刺直立的位置，植入翼向尿道旁穿刺

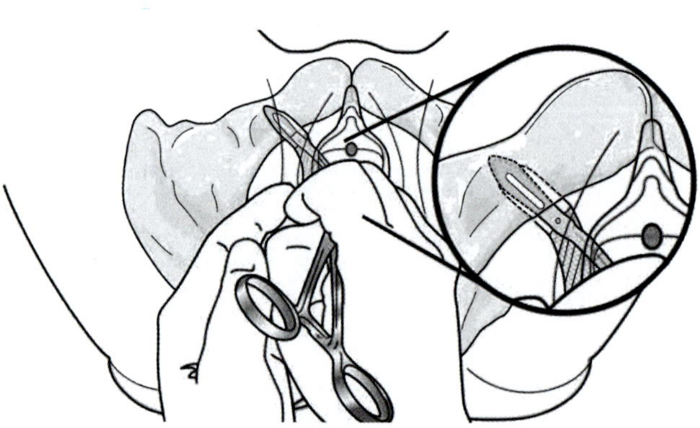

■ 图12-5 调整针刺的位置至水平的位置

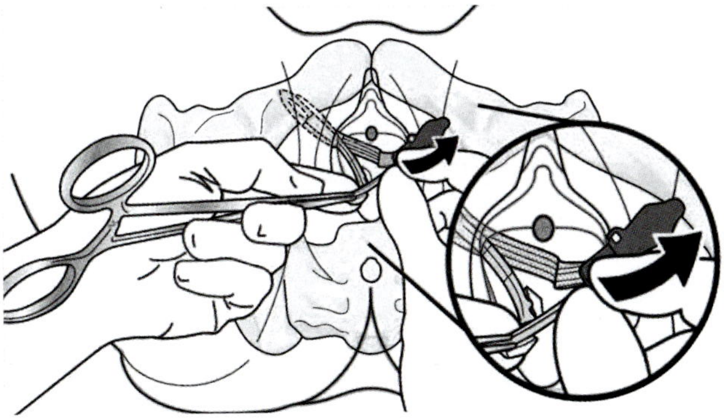

■ 图12-6　去除左侧的塑料保护套

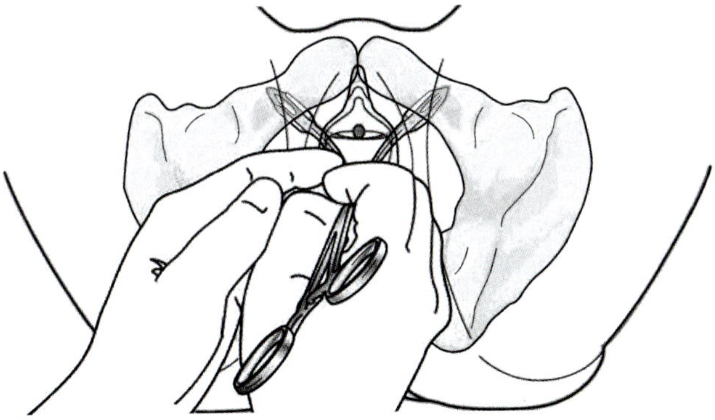

■ 图12-7　通过针刺夹住植入翼尾部后调整悬吊带的张力

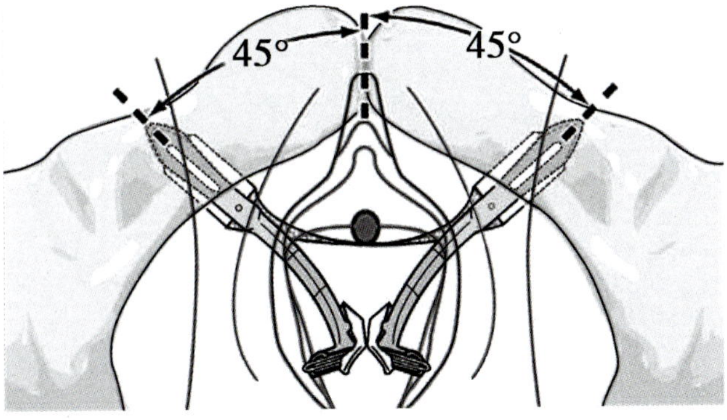

■ 图12-8　调整好位置后的植入翼和悬吊带位置

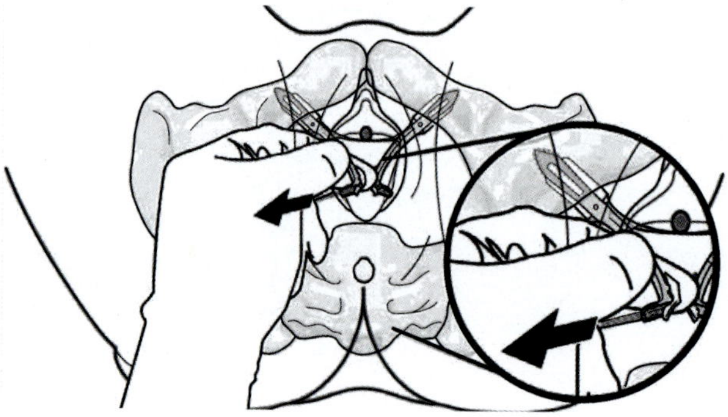

■ 图12-9　拔除释放丝，移除植入翼

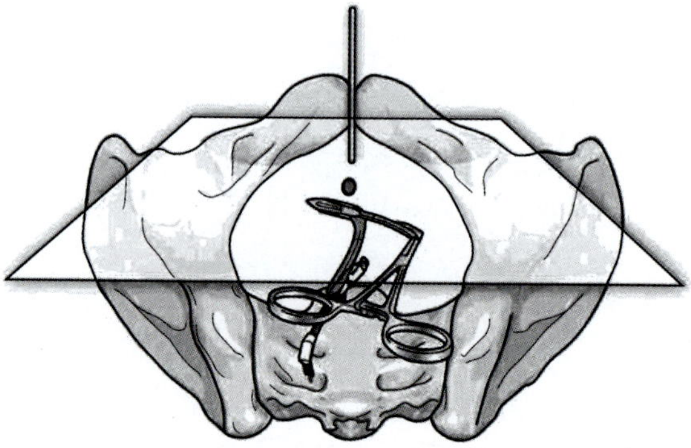

■ 图12-10　保持针刺在与水平面平行的平面上

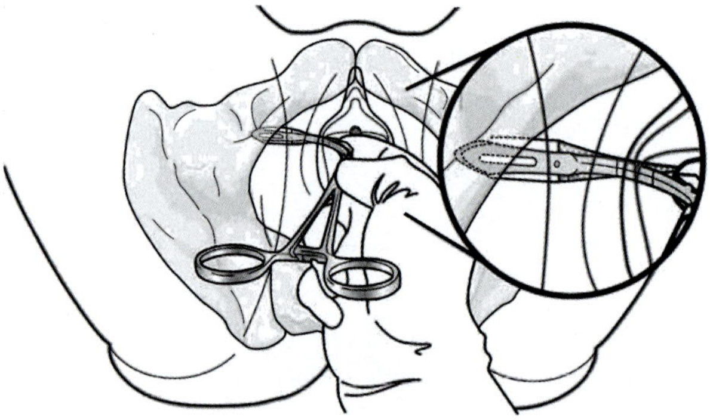

■ 图12-11　植入翼向耻骨降支穿刺

2．去除第 2 个植入翼的保护套（图 12-12），确保悬吊带没有扭曲，同法穿刺左侧，保持植入翼的尖端穿刺到 3 点和右侧对应的位置（图 12-13）。最终植入翼的位置为图 12-14 所示的位置（不强求对称）。

3．同 U 型操作方法调整悬吊带的张力。

4．可根据医生的意愿来决定是否进行膀胱镜检查。

5．植入翼的去除和阴道黏膜的缝合方法同 U 型操作。

六、术后注意事项

1．手术后尿管保留 1 天即可。

2．可根据术者的经验预防性使用抗生素。

3．术后 3 个月内应该避免负重，避免存在腹腔内压增高的情况，如慢性咳嗽和便秘。

七、手术并发症

1．膀胱和尿道损伤　在 U 型穿刺时发生机会较大。为避免膀胱和尿道的损伤，在穿刺的时候应使植入翼紧贴在耻骨后方，在穿刺后常规进行膀胱镜检查了解有无膀胱和尿道的损伤。H 型发生概率稍小于 U 型，是否行膀胱镜检查取决于手术医生，如疑有损伤则应行膀胱镜检查。一旦发现有损伤，需取出植入翼，修补损伤的位置，留置尿管 1 ～ 2 周。是否可考虑再次放置悬吊带的相关资料较少。

2．术中血管损伤　如果在术中发生较多量的出血，要考虑术中有血管损伤的可能。如果出血点可视，可单独结扎。如果不可视，可考虑使用压迫止血，必要的时候可能需要手术干预。术后进行阴道内络合碘纱布填塞也可起到压迫止血的作用。

3．网片暴露、侵蚀　表现为网片从阴道壁黏膜上显露出、白带增多，阴道检查有助于发现暴露和侵蚀。严重的侵蚀也可能会造成术后尿道阴道瘘或膀胱阴道瘘，需要手术干预。对于暴露的网片可通过经阴道修剪暴露出的网片。手术中对阴道黏膜层次的正确解剖有助于减少术中网片的暴露。

4．网片感染　感染会导致网片的暴露和局部的炎症症状，一旦发生感染，需将整个网片取出。术中无菌操作以及避免血肿的形成可减少感染的发生。

5．排尿困难　术中若有悬吊带过紧，可造成短暂或长期的排尿困难，短期的排尿困难可通过保留尿管暂时缓解，如持续得不到缓解可能需要剪断、剪除或取出悬吊带。术中避免过大的张力是预防的要点。

6．新发的膀胱过度活动　表现为术后尿急、尿频等症状，应先除外泌尿系统

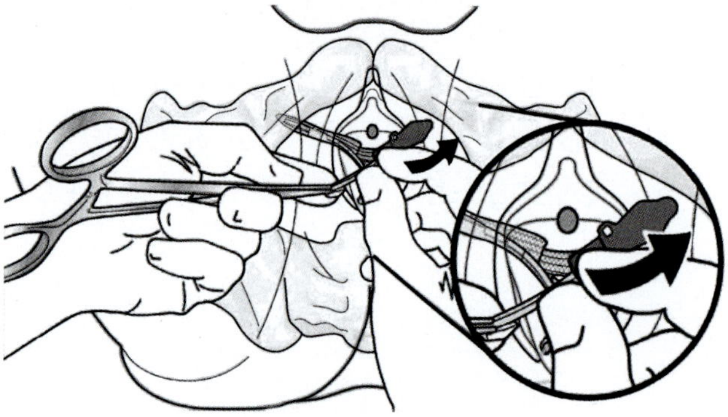

■ 图12-12　去除左侧植入翼的塑料保护套

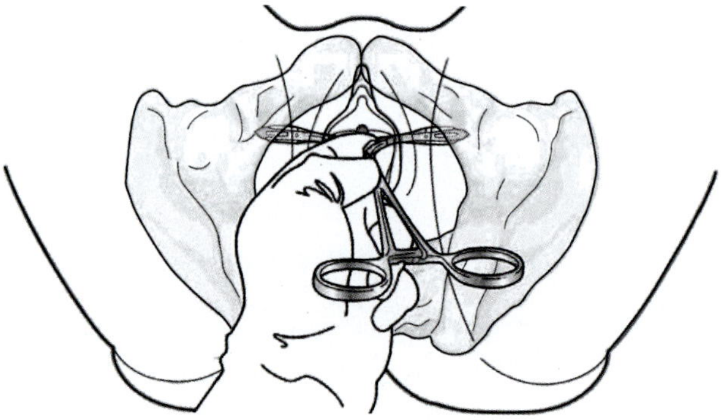

■ 图12-13　穿刺左侧的植入翼

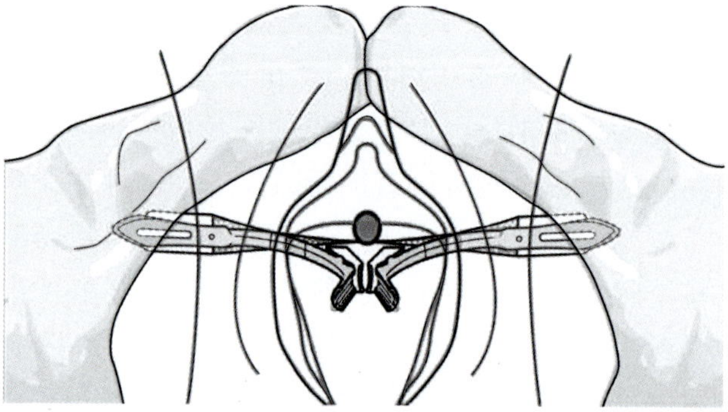

■ 图12-14　放置后正确的植入翼的位置

的感染，必要的时候可以给予 M 受体阻滞剂治疗。

八、手术经验荟萃

1．在进行 U 型操作时，需使用金属导尿管，通过金属导尿管将整个尿道推向一侧，避免损伤。

2．手术前，在阴道黏膜内注射稀释的万分之一的肾上腺素可以减少手术过程中的出血。

3．阴道黏膜层的解剖，对于避免手术后发生的网片暴露较为重要，需仔细寻找阴道黏膜下的黄色脂肪组织，游离足够深度的阴道黏膜，减少术后网片的暴露率。经验不足的时候为了避免膀胱损伤，往往容易分离层次过浅，造成出血过多和术后补片暴露概率过高。

4．手术中如遇出血较多时，需止血确切。血肿形成是术后发生网片暴露和感染的高危因素。

5．如果采用 U 型的方式，完成操作后需要进行膀胱镜检查，除外膀胱损伤。H 型是否需要膀胱镜检查取决于医生的意愿。

6．在穿刺过程中如果遇到骨阻力，不可强行穿刺，应该退回后调整穿刺方向后再行穿刺。

7．U 型向尿道生殖膈穿刺的时候，为避免对膀胱、血管、神经的损伤，应该尽可能保持植入翼的尖与耻骨后下缘紧密接触。

8．在调整张力的时候，应该调整植入翼，而不是直接通过牵拉网片来完成。区别于 TVT 和 TVT-O，TVT-Secur 需要保持一定的张力。

9．释放丝一旦取出后，悬吊带和植入翼就无法再黏合上，因此在取出植入翼之前需确保悬吊带的位置合适。倾斜旋转以及条状压板有助于植入翼的取出。

10．TVT-Secur 手术对术者的经验相对来说比 TVT 和 TVT-O 要求更高，根据文献中的资料，TVT-Secur 相对来说有更长的学习曲线。

（龚晓明　朱　兰）